MAIGRIR
POURQUOI J'Y ARRIVE PAS

ISBN : 978-2-412-08179-2
Dépôt légal : janvier 2023
Achevé d'imprimer en France par Normandie Roto Impression (2205853)

Maquette intérieure : Ma petite FaB – Laurent Grolleau
Suivi éditorial : Julie Mege
Correction : Nathalie Reyss

Éditions First, un département d'Édi8
92, avenue de France
75013 Paris – France
Tél. : 01 44 16 09 00
E-mail : firstinfo@efirst.com
Site internet : www.editionsfirst.fr

Dr Jean-Michel Cohen

MAIGRIR

Pourquoi j'y arrive pas ?

FIRST
ÉDITIONS

REMERCIEMENTS

Une dédicace toute particulière pour la petite Sasha, qui a agrandi notre « tribu » il y a un an.

Donc merci pour tout ce bonheur à Stéphanie, David, Jennifer, Philippe, Laura, Dan, Nathan, Noam, Lena, Hugo, Alma, Sasha et, bien sûr, à mon épouse Myriam sans qui tout cela n'existerait pas.

Mes remerciements à toute l'équipe avec laquelle je travaille, en particulier Vincent Barbare, Marie-Anne Jost-Kotik, Rose-Marie Di Domenico, Julie Mege et l'irremplaçable Caroline Destais-Brochain.

En espérant que ce livre inspire chacun d'entre nous !

SOMMAIRE

INTRODUCTION

Pour commencer ce livre, je souhaite vous expliquer le cheminement qui m'a conduit à l'écrire. Tout est parti de l'anecdote que je vais vous relater ici. Alors que j'étais un jeune interne dans le service nutrition à l'hôpital – j'obtenais de bons résultats auprès de mes patients et mes travaux de recherche avançaient plutôt bien –, mon patron m'annonça qu'il fallait que je quitte le service. Comment un jeune et plutôt bon médecin comme moi pouvait-il se faire renvoyer d'un service où, à l'époque, on ne se bousculait pas pour entrer ? Il m'annonça qu'il fallait que je passe du temps en psychiatrie. Sur le coup, je vous assure, j'ai vraiment pensé qu'il voulait m'envoyer suivre une thérapie. Devant mon air étonné, il compléta son propos en me disant : « Je n'ai pas dit que tu devais te faire soigner, je te demande de devenir plus compétent en psychiatrie. » Très franchement, je n'en avais pas du tout envie, mais il avait l'autorité pour me l'imposer et je suis donc parti dans un service de psychiatrie à spécificité chimique.

Les premiers temps, j'étais complètement désemparé. Que faire face à une personne en dépression si profonde qu'elle n'arrive même pas à parler tellement elle pleure en permanence ? Que faire face à une personne assise au bord de son lit, son corps en forme de point d'interrogation – tête baissée, dos courbé, jambes ballantes – qui ne vous adresse pas la parole ? La première semaine fut une véritable épreuve pour moi. Heureusement, je fus aidé par les plus anciens et, à force de suivre leurs propres consultations, j'appris et compris de plus en plus. Un univers venait de s'ouvrir à moi.

Bien sûr, à l'époque, je n'avais pas encore fait le lien entre la psychologie et la nutrition, j'apprenais – je le croyais du moins – une nouvelle discipline. J'avais eu l'habitude jusque-là de procéder à des interrogatoires alimentaires et de délivrer un modèle d'alimentation proportionnel à ce que je pensais de la personne, bref un régime. Même si par moments, sans m'en rendre compte, je faisais de la psychologie, cela m'apparaissait comme un simple dialogue de politesse. J'ai progressé davantage jusqu'à comprendre une partie des méandres complexes de notre esprit pour finalement réussir à percevoir combien les douleurs psychiques pouvaient être fortes.

J'ai redemandé moi-même à passer un second semestre dans ce service de psychiatrie tellement j'étais intéressé. Au point que j'ai même pensé à un moment m'être trompé de carrière et devoir recommencer pour devenir psychiatre. Heureusement le doyen de la faculté, qui m'avait pris en sympathie, veillait sur moi. Quand je m'ouvris à lui de mon questionnement, il prit une décision surprenante : « Je t'envoie maintenant dans un service d'urologie, ça te fera du bien de mettre un peu les mains dans l'urine après ton stage en psychiatrie. » En fait, lui-même chirurgien n'était pas un amateur de psychiatrie. Il me connaissait suffisamment pour savoir que, malgré la passion engendrée par la découverte de cette discipline, il valait mieux que je m'oriente vers la nutrition. Je repris donc le cours de mon parcours universitaire comme prévu. Une seule chose avait changé, je ne voyais plus seulement l'aspect nutritionnel, j'essayais de comprendre les gens, d'analyser leur comportement et de le mettre en relation avec leur façon de manger. Au début, je l'ai fait comme un écolier. J'avais vraiment une approche que je qualifierais de scolaire de tout cela.

Une histoire m'a fait beaucoup plus progresser que les autres. Elle s'appelait Muriel, elle venait me voir pour une perte de poids après une succession de régimes qui n'avaient jamais réussi. C'est elle qui me fit rentrer sur un terrain psychologique sans que je lui demande quoi que ce soit. Elle prétendait que sa prise de poids était la conséquence d'un viol dont elle avait été victime dans son enfance. Elle racontait cela avec une facilité et une indifférence contrastant singulièrement avec la violence de l'histoire.

Les deux premières consultations n'ont donné aucun résultat en termes de poids. Par contre, j'avais le droit à la répétition de l'histoire du viol dans les moindres détails. Fort de mon expérience en psychiatrie, je commençais à avoir un doute. Si un traumatisme est à l'origine d'une prise de poids, mais qu'on est capable d'en parler, de communiquer sur le sujet, pourquoi n'arrive-t-on pas à maîtriser le comportement alimentaire qui en résulte ? Je m'en ouvris par téléphone avec mon patron du service de psychiatrie. Il me répondit : « C'est probablement que ça n'a rien à voir, trouve le vrai secret, provoque-la si besoin. »

La consultation suivante, je bouillais d'impatience. Elle recommença à me parler de ce viol qui était l'origine de sa prise de poids, toujours sans avoir fait le moindre progrès alimentaire. Je tentais quelque chose, j'avoue de façon peut-être un peu trop insolente. Je lui déclarais que j'en avais marre qu'elle me fasse tourner en rond, qu'elle se moquait de moi, que je reconnaissais l'importance et la douleur de ce traumatisme, mais qu'elle ne me disait pas la vérité. J'ajoutais que son corps était un refuge et qu'il y avait probablement autre chose. Sa réaction fut étonnante. Elle prit le cendrier posé sur la table (à cette époque, il y avait des médecins qui fumaient en consultation) et me le lança au visage. Rassurez-vous, je parvins à l'éviter ! Elle sortit du bureau furieuse en claquant la porte et j'étais persuadé que je ne la reverrai plus.

Il y eut bien un moment de pause. Un mois plus tard, cependant, elle revint en s'excusant. Elle me dit que j'étais le seul à avoir compris que jusqu'à présent elle avait manipulé tous les médecins qu'elle avait rencontrés. Elle savait que l'histoire du viol, elle seule, suffisait à recueillir leur compassion et donc, pensait-elle, leur intérêt. Mais j'avais raison, il y avait autre chose, me confirma-t-elle. En résumé, elle portait de nombreuses douleurs. Elle avait été abandonnée par ses parents, et réellement été violée dans le foyer où elle avait été placée. Elle s'était retrouvée par la suite à la rue, en situation de sans domicile fixe, avec beaucoup de violence au quotidien pour simplement survivre. Elle avait retrouvé sa mère qui ne souhaitait aucun contact avec elle, appris qu'elle avait une sœur sans parvenir à la retrouver. Tout cela, je l'appris au cours des consultations qui ont suivi. En bref, sa vie était ponctuée d'événements tristes, de douleurs, de manque d'amour, d'abandon. Plus elle parlait, mieux le régime se déroulait. Du coup, la nutrition passait au second plan et n'était au fond que le prétexte pour parler avec moi.

Mais elle restait quand même en forte souffrance et il ne servait à rien de la faire maigrir si on n'était pas capable de la rendre plus heureuse. Elle refusa absolument toute consultation de type psychologique. Je savais que c'était une impasse et je lui proposais d'écrire son histoire et de la publier. En réalité, son corps était un refuge pour subir et cacher en même temps cette vie jugée honteuse. Elle cachait ses secrets dans la graisse. Elle écrivit ce livre, le fit publier. Il n'a pas eu un grand succès mais ça n'a aucune importance, car elle a rendu publique son histoire, elle l'a extraite de sous sa peau et cela a suffi pour lui permettre de reprendre le cours de sa vie.

C'est grâce à cette trajectoire personnelle que je fis la connexion entre la nutrition et l'esprit. C'est facile à dire, mais cela ne suffit pas. Prendre conscience qu'il existe une relation entre la psychologie et les comportements alimentaires ne permet pas pour autant de les traiter. J'ai donc essayé tout au long de ma carrière de bâtir une espèce de carte des profils que l'on peut rencontrer.

C'est ce que je vais vous exposer dans cet ouvrage que je dédie à toutes les personnes qui ont souffert de n'avoir jamais été comprises et à toutes celles en surpoids qui ont subi des moqueries. On a voulu rabaisser la condition d'être gros ou obèse à un manque de volonté, à une faiblesse intellectuelle, à une gourmandise malsaine. Seuls ceux qui ont connu les difficultés qu'engendre cet état physique peuvent en parler. Quand on n'a pas vécu le surpoids ou l'obésité en société, on ne peut pas réellement comprendre la situation, j'en suis persuadé. Ce sont souvent des maigres ou des gens qui n'ont aucun problème de poids qui donnent des conseils aux autres en tentant de réduire à la simple prise alimentaire la complexité du statut de « gros ». C'est donc pour toutes ces personnes que j'ai écrit ce livre en espérant qu'elles puissent s'y retrouver et que cela crée un déclic. Je remercie également toutes celles et tous ceux qui m'ont raconté leur histoire et m'ont donné l'autorisation, en cachant leur nom, de vous les exposer.

FAIRE SON PROPRE INTERROGATOIRE PSYCHOLOGIQUE

Pour réaliser votre propre interrogatoire psychologique, vous avez plusieurs options. Vous pouvez répondre à toutes les questions en secret et juste en pensée ou à voix haute, au calme et en solitaire. Le plus efficace est probablement d'écrire vos réponses, et de les garder soigneusement pour les relire par la suite.

S'il vous est possible de répondre à toutes les questions qui vont suivre et de trouver une piste, vous pouvez peut-être vous éclairer vous-même et mettre à nu ce qui vous empêche de maigrir. Ce n'est pas un exercice facile, mais à force de se poser sincèrement ces questions et avec l'aide de ce que vous avez lu jusqu'ici, vous pourrez parfois « trouver la lumière ». Parce que le jour où on réussit à mettre en évidence les raisons de la prise de poids, il devient possible de démarrer un régime, en gardant en permanence en tête cette raison et en ne se contentant pas exclusivement de suivre des règles alimentaires.

Vous verrez d'ailleurs, si vous y arrivez, qu'au fur et à mesure, des aspects ou des interprétations différentes de ce que vous pensez être le problème peuvent apparaître. Très souvent en effet, on trouve un point de départ et on le fait évoluer progressivement par la réflexion et la concentration. Ne méprisez rien. De toutes petites choses peuvent parfois provoquer de grands désarrois. Tout ce qui a de la valeur pour vous compte, c'est cela le plus important.

Essayez de retrouver la date à laquelle vous avez gagné pour la première fois du poids de façon significative.

Il ne s'agit pas d'un kilo acquis pendant des vacances. N'ayez pas peur de chercher. Il faut retrouver la période ou la date de votre vie à laquelle vous vous vous souvenez d'avoir vraiment décroché. Peut-être aviez-vous déjà un peu de surpoids auparavant, peu importe, mais c'est la date à laquelle vous commencez à ne plus pouvoir contrôler votre poids qui est très importante. Même si cette date est en relation avec une maladie, ou tout autre problème de nature non psychologique, elle vous signalera en partie les raisons de votre prise de poids.

S'il y a eu une répétition dans la prise de poids, essayez de voir quels sont les événements ou les situations similaires qui se sont répétées comme lors de la première prise de poids. C'est vraiment l'étape la plus importante de la compréhension. C'est un travail que je dois faire à chaque fois en consultation, c'est ce qui me met sur la piste.

Dès que vous avez le sentiment d'avoir trouvé, réfléchissez pour comprendre ce qu'il s'est passé. Peut-être que, les premiers temps, vous ne trouverez rien, ce n'est pas grave. Parfois vous pouvez même avoir le sentiment qu'il s'agit de quelque chose d'insignifiant. Ne craignez pas de creuser. L'événement en question n'est peut-être pas la raison de votre prise de poids. Mais c'est un peu comme le jeu du chaud-froid, la solution pourrait se situer à côté. Ne négligez absolument rien. Éventuellement questionnez votre entourage, si besoin, lorsque vos souvenirs sont trop lointains.

Essayez de vous remémorer tous les événements qui se sont produits au moment de la première prise de poids, même deux ou trois mois avant ou après. Parfois il faut du temps pour digérer un événement, il ne faut rien lâcher.

Vous avez beau investiguer et vous ne trouvez rien de très significatif ? Penchez-vous sur les deux ou trois mois précédant l'augmentation de votre poids. Essayez de procéder par cercles concentriques. Commencez par la famille, puis passez à vos proches et votre milieu scolaire ou professionnel. N'arrêtez pas de fouiller. Vous pouvez même vous questionner sur les événements nationaux qui se sont produits à cette période. Les conséquences de la peur n'ont pas de rapport avec l'intensité d'un événement. Certaines annonces dans les journaux d'information peuvent plonger les gens dans des craintes insoupçonnées. C'est là que manger ou la graisse interviennent encore une fois pour soulager. D'autres fois c'est un événement à venir qui vous a traumatisé : comme pour un enfant qui sait devoir être séparé dans quelques semaines de ses parents, un examen qui se profile, une embauche à venir, un déplacement à l'étranger, des soins palliatifs chez un être aimé… Tout est possible.

Quelles sont les dates qui vous ont le plus marqué ?

En fonction des dates qui vous ont marqué dans votre vie, vous pouvez déterminer dans quel type de situation vous vous êtes senti le plus sensible et donc le plus vulnérable. C'est une piste comme une autre qui peut servir de guide, même s'il ne s'agit pas d'événements angoissants et traumatisants. Certains évoquent des moments joyeux comme un mariage, une communion, une rencontre, d'autres une réussite professionnelle ou à un examen. D'autres encore me parlent parfois de nourriture en me racontant leurs expériences dans un restaurant gastronomique. En bref, on teste le niveau de sensibilité par rapport à une situation positive. Après on recherchera chaque situation de la même nature pour voir si elle n'a pas provoqué un problème. On procède à une enquête à contre-courant.

Ce que je recherche, ce sont ce que j'appelle des dates clés. Des dates qui sont incrustées dans notre cerveau et qui peuvent nous permettre de temps en temps de « dérouler le fil de la pelote ». Car nous accumulons tellement d'images dans notre cerveau en les associant à des sentiments, qu'il est difficile, sans une recherche approfondie, de savoir ce qui a de la valeur ou non chez quelqu'un. Dans notre cas, nous recherchons pourquoi la nourriture a été utile pour absorber un choc ou une situation. C'est généralement toujours relié à des choses qui ont de la valeur pour nous. Pour prendre une expression imagée, c'est comme trouver un fichier dans un ordinateur et rechercher à quel dossier l'attribuer et comment il a été constitué.

Quel(s) traumatisme(s) a été le plus fort dans votre vie ?

Une autre façon de se retrouver consiste à rechercher les dates et les événements qui vous ont le plus marqué par leur agressivité dans votre vie. Cela donne un renseignement sur tout ce qui est susceptible de vous toucher fortement. Chacun de nous, pour des raisons différentes, est plus sensible à certaines situations qu'à d'autres. La brutalité, le décès, la violence, la peur de réussir, les complexes, le rapport à autrui, la pudeur à l'égard de la sexualité, la parole que l'on reçoit sont autant d'éléments auxquels chacun réagit à sa manière en fonction de sa propre histoire.

Quand on demande à quelqu'un quels sont les événements les plus traumatisants de sa vie, on arrive à dresser une liste de tous les instants pendant lesquels cette personne aurait pu grossir. C'est donc l'inverse de la question précédente. Au lieu de partir de l'événement pour arriver au traumatisme, on recherche tous les traumatismes et on vérifie s'il y a eu une relation avec le poids à ce moment-là. Je n'aime pas du tout le terme d'autoanalyse comme si c'était une espèce d'opération de sauvetage ou de nettoyage personnel de son cerveau. Très souvent, j'entends en consultation des gens me dire avoir procédé eux-mêmes à leur analyse. En réalité, c'est très difficile car les psychanalystes eux-mêmes ne connaissent pas le fond des pensées de leurs patients. Leur rôle est de les aider à trouver une suite logique aux événements et de comprendre comment, à partir d'une situation difficile à absorber, on arrive à fabriquer un ensemble de comportements qui empêchent de bien vivre.

En réalité, il s'agit de réaliser une enquête personnelle pour dévoiler les choses essentiellement et pas toujours pour les expliquer. Mettre en lumière est la fonction principale de l'ensemble de ces questions. Quand on a compris qu'un événement a été à l'origine de la nécessité de manger pour combattre la douleur qu'il va provoquer, on arrive alors à couper la relation entre les deux. Quand va passer dans notre cerveau l'évocation de cet événement, sans qu'on en ait la conscience réelle, on répond par un geste réflexe en mangeant. Mais si on met en évidence cette relation, au moment de manger, on pourra prendre conscience qu'il s'agit d'une réponse à un vieux traumatisme. Je vais vous donner un exemple qui était utilisé par un excellent professeur de psychologie. Il disséquait la relation entre un gendarme et un citoyen et nous expliquait que, si on était arrêté par un membre de l'autorité qui nous mettait une contravention à tort, nous pourrions avoir envie de l'insulter ou de le frapper. Mais, disait-il, ce qui nous en empêchait, c'est la suite d'images logiques inconscientes qui en découlaient. Il appliquait cela à n'importe quelle situation. Si j'avais un gros problème avec un individu, j'allais être en retard pour l'anniversaire de mon enfant. Il serait très déçu et je risquais de lui faire beaucoup de peine. Ma femme allait m'en vouloir, nous allions nous disputer. Chacun de nous resterait de son côté. Puis il faudrait du temps pour se réconcilier, et ainsi de suite. Le professeur nous démontrait ainsi que notre cerveau est capable de dérouler une série de pensées logiques aboutissant à s'abstenir de commettre un geste que nous regretterions. Et c'est la même chose dans notre cas de figure : nous relions toute forme d'anxiété ou d'angoisse à la nourriture, mais sans la capacité de penser une suite logique de ce qui en découlera.

Vous sentez-vous aimé(e) ?

Ce n'est pas facile de dire que l'on n'est pas aimé. C'est quelque chose qu'on avoue rarement de son plein gré. Par contre, lorsque je pose la question, il m'arrive parfois d'observer certains patients prendre un long temps avant de répondre, la plupart du temps justement quand il y a un problème. C'est facile de mener sa vie au jour le jour sans se poser de questions, surtout si on a pris l'habitude de composer avec une absence d'amour. C'est très important de se sentir aimé ou de sentir avoir été aimé. Cela suffit à… remplir. Oui bien sûr, j'utilise cette expression à dessein, pour bien faire comprendre. Finalement le capital amour que l'on reçoit dans la vie, j'insiste, nous nourrit. Posez-vous donc la question sans avoir peur de la réponse.

Est-ce que vous aimez votre entourage ?

À l'inverse, faites le bilan de ce que vous ressentez à l'égard des autres. Les routines de vie empêchent de considérer les relations que nous avons avec autrui. Je ne parle pas ici seulement de la famille, mais de toutes les personnes avec qui vous êtes en contact. On prend vite l'habitude de composer, de faire plaisir à l'autre pour éviter un ennui ou une dispute, de se soumettre pour simplifier la relation. À vous d'étudier le sujet.

Avez-vous subi un traumatisme sexuel ou vous souvenez-vous de paroles ou de regards qui vous ont gêné ?

Bien enfouies dans la mémoire se cachent des blessures en relation avec la sexualité. C'est souvent difficile à avouer, à concevoir et surtout à dire. Combien de fois, en posant la question à une personne venue me voir en consultation, j'ai observé d'abord un temps de réflexion puis des larmes. Le travail consiste à les révéler mais surtout à les dire à autrui. C'est seulement comme cela, sans hésiter à tout dire, qu'on peut se débarrasser de ce « poids ».

Quel est votre plus gros complexe ?

C'est aussi une piste intéressante. Il n'est pas rare qu'une personne venue me voir pour un problème de poids me réponde que son plus gros complexe ne concerne pas son corps et préfère me donner une autre réponse. La taille, la difficulté d'élocution, un supposé manque de culture, une incapacité à s'habiller correctement… Tout peut y passer. Mais c'est un élément qui contribue à la dévalorisation et qui, parfois, empêche de voir des éléments beaucoup plus profonds. Voilà pourquoi il faut se débarrasser tout de suite de ce paramètre. Il faut bien sûr vérifier la pertinence du complexe. En faisant cela, non seulement on améliore l'estime de la personne mais on balaie un sujet qui empêche de voir le vrai problème ou dont on se sert comme d'un paravent pour le cacher. Les ressorts de la psychologie sont infinis.

Est-ce que vous pensez qu'une personne autour de vous a été responsable de ce complexe ?

Il ne s'agit pas ici de rechercher une responsabilité, mais la première réponse qui sera donnée fournit une indication sur une relation polluante. En affectant un côté négatif à une personne, en quelque sorte, on la révèle. On peut même découvrir certaines fois qu'il s'agit d'un groupe de personnes. C'est donc à vous de vous poser la question. C'est un peu comme si on fouillait chaque recoin de son cerveau pour essayer de mettre en relation des gens avec un problème, un événement… Le but étant de recoller les morceaux entre eux.

Comment évaluez-vous votre état de bonheur ?

Vous avez probablement déjà entendu parler des échelles de la douleur que l'on utilise de façon simple pour évaluer la douleur avec l'aide de la personne. En effet, on sait que la perception de la douleur est un phénomène subjectif conduit par des émotions cérébrales personnelles. C'est exactement la même chose en psychologie, on peut très bien imaginer qu'il existe une échelle de 1 à 10 de la tristesse, de la mélancolie, de l'autosatisfaction, de l'estime de soi, de la joie… Réalisez cet exercice pour apprendre réellement qui vous êtes. Vous pouvez même le faire en utilisant chacun de ces ressentis. En fait, cela consiste à se mettre en face de sa propre vérité. Faire bonne figure, masquer ses sentiments y compris à soi-même devient chez certains une habitude et empêche de trouver la raison qui fait que la prise de poids soulage.

Vous arrive-t-il de ressentir des moments de mélancolie ?

La résilience, c'est la capacité à surmonter les chocs traumatiques. Le poids aide souvent, comme nous l'avons vu, à surmonter un traumatisme, c'est un des mécanismes de la résilience. Vivre avec ne signifie pas qu'il ne reste pas des traces. Il ne s'agit alors ni d'une dépression ni d'un autre trouble psychologique, mais de moments de mélancolie que nous n'attribuons à rien. La mélancolie est différente de la dépression, c'est une forme de tristesse sans élément pour la justifier. Mais c'est également un indicateur, et c'est l'intérêt de se poser la question et, en même temps, d'essayer de déterminer à quel moment ou dans quelle situation ce sentiment apparaît.

Vous souvenez-vous de vos rêves ?

Les rêves sont une suite de phénomènes psychiques (d'images, en particulier) se produisant pendant le sommeil, la construction de l'imagination à l'état de veille, destinée à échapper au réel, à satisfaire un désir. Ils permettent de réguler les émotions. Pour certains cliniciens et chercheurs, les rêves s'apparentent à une forme de « thérapie nocturne » qui aide à absorber et à intégrer les expériences émotionnelles personnelles, surtout les émotions négatives, dans la sécurité du sommeil. Ça vaut vraiment le coup de les noter et sans rechercher des interprétations sur Internet, de leur donner soi-même une explication. Peu importe que ce soit la bonne ou non, l'important c'est ce que vous en faites vous-même. L'absence de rêve est aussi significative notamment quand les traumatismes sont très forts. Le cerveau n'arrive alors même pas à absorber. Les rêves servent donc à la façon d'un outil. Quand ils reviennent avec une forte fréquence, on sait alors qu'ils indiquent un problème particulier.

Avez-vous un bon sommeil ?

Il arrive souvent qu'on ne se souvienne d'aucun rêve. Pourtant on peut avoir un sommeil agité, ce qui signifie que nous n'arrivons pas à mémoriser les rêves mais ils existent. Cela sert surtout à montrer qu'il existe un problème et donc à ne pas occulter la relation qu'il y a entre le poids et le psychisme.

Vous arrive-t-il d'avoir des moments de panique ?

L'attaque de panique ou la crise d'angoisse aiguë se définit par « l'apparition soudaine d'une crainte, d'une angoisse ou appréhension intense, d'une peur ou terreur ; une sensation de catastrophe imminente, souvent associée à la peur ». Cette panique est justement en général reliée à un événement ou à un traumatisme que l'on veut absolument cacher et que l'on n'arrive pas à retrouver. La panique sert en quelque sorte à cacher un élément déclencheur qui, d'un seul coup, est passé dans le cerveau. On n'arrive pas à se le figurer mais on ressent la douleur, donc c'est une peur dans le vide encore plus angoissante. Comme précédemment, on s'attachera à rechercher les conditions dans lesquelles l'attaque de panique s'est produite. En associant cela à toutes les questions que vous vous êtes déjà posées, vous finirez progressivement par approcher d'un sujet qui est peut-être, je dis bien peut-être, le bon.

Est-ce qu'il y a des reproches que vous n'arrivez pas à faire votre entourage ?

Vous êtes seul à procéder à cet examen et à vous poser toutes les questions que je vous propose. Il n'y a aucune honte à verbaliser par la pensée, ou à haute voix même, tout ce que vous voudriez reprocher à tous ceux qui vous entourent. Concrétiser la pensée ou la verbaliser est vraiment un des éléments qui permet de se soigner. Enfermer en soi des récriminations, des reproches, des critiques est une mauvaise chose. Voilà pourquoi, sans déclencher de réactions que vous ne pourriez pas maîtriser par la suite, il est très utile et facile de se dire les choses devant un miroir, de les écrire, de les confier à un confident ou simplement de les énoncer à voix haute.

Quels événement, pensée, action vous font ou vous ont fait ressentir de la honte ?

Une fois toutes ces questions posées, on peut rentrer dans le vif du sujet. Et on peut essayer de raconter dans les mêmes conditions que pour la question précédente, quel est l'instant où vous avez eu la plus grande honte de votre vie. Il est possible de retrouver, simplement en répondant à cette question, l'origine d'un traumatisme. Parfois, le contexte dans lequel on retrouve cela peut aussi avoir une signification et permet de remonter à un autre moment beaucoup plus secret.

Qu'est-ce que maigrir va vous apporter le plus ?

Il ne s'agit plus de répondre à la question dont je vous parlais au début de ce livre et dont la réponse a été « se sentir mieux dans ma peau », mais plutôt de donner le véritable bénéfice que vous attendez d'un amaigrissement. Il ne faut pas hésiter à détailler ce bénéfice des choses les plus simples aux plus raffinées. Mieux marcher jusqu'à pouvoir exprimer son agressivité à autrui, séduire, pouvoir s'habiller comme on veut, régler ses comptes avec une personne qui nous a fait du mal, se débarrasser de ses complexes, d'une douleur, d'un deuil…

Si vous changiez de vie, qu'est-ce qui vous ferait le plus de bien ?

C'est ce que j'appelle « faire l'inventaire ». Il y a un côté utopiste dans l'histoire mais cela permet de mettre les choses à plat. Parfois, à la suite de cette question, on trouvera la force de procéder à des changements de mode de vie. D'autres fois, on se dira qu'au fond on n'a pas besoin de ce changement pour continuer à bien vivre, ce qui permettra d'éliminer les regrets.

Ce diagnostic a beaucoup de valeur. Mais au bout du compte, la question importante reste de savoir ce que l'on en fait et comment améliorer la situation.

POURQUOI DÉCIDE-T-ON DE SUIVRE UN RÉGIME ?

Ce livre n'est pas un livre de psychologie, mais une explication destinée à tous ceux qui ont rencontré des problèmes de poids et ne sont jamais parvenus à les résoudre, sans en comprendre la raison. Cette raison est bien souvent cachée au fond de notre esprit. Voilà pourquoi je vais vous décrire un parcours classique de cette situation que j'ai pu observer pendant toute ma carrière et vous donner des clés pour en sortir.

Le schéma classique

Vous avez fait beaucoup de régimes et généralement aucun d'entre eux n'a réussi à vous faire atteindre durablement votre objectif. Certaines fois vous avez atteint votre objectif de poids et finalement vous n'avez pas réussi à le conserver, d'autres fois vous n'avez même pas réussi à perdre quelques kilos et vous avez fini par arrêter, découragé, au bout de quelques semaines voire quelques jours. Tout ceci vous a désespéré et a entraîné des moments de découragement, et surtout une perte de votre estime de soi. Vous êtes entré dans le cycle abominable des régimes yoyo et, alors que vous étiez persuadé de ne plus jamais recommencer, vous en avez essayé d'autres… et d'autres encore. Car c'est un besoin qui vous titille en permanence. Pour quelle raison ? Simplement parce qu'il s'agit d'une obsession à la fois nourrie par vous-même, mais également par l'ensemble de la société fortement engagée dans l'obligation de maigrir. Alors victime de la pression et de ce désir inassouvi qui vous hante, vous serez tenté de reprendre un nouveau régime car vous aurez oublié votre échec précédent.

Le cycle est toujours le même : vous démarrez un régime que vous arrêtez au bout de quelques semaines, vous vous dites que vous ne ferez plus jamais de régime et vous repartez dans un nouveau cycle. Il suffit d'attendre une ou deux années pour qu'un nouveau régime apparaisse, parfois même moins d'ailleurs. Alors pourquoi ne marcherait-il pas sur vous ? Ce désir tenace de perte de poids vous empêche d'oublier ce qui s'est passé la fois précédente et vous tentez votre chance une nouvelle fois, un peu comme au loto. On ne sait jamais, des fois que ça marche !

Le cheminement habituel de la mise sous régime tel que je le connais depuis des années est le suivant. On n'est pas satisfait de son poids, on décide d'abord de se prendre en main tout seul. Tout le monde est persuadé de connaître les fondamentaux de la nutrition et choisit sa propre méthode d'après les nombreuses informations prodiguées ici et là : journaux, conseils amicaux, réseaux sociaux, publicité dans les magasins, coach en je-ne-sais-quoi… Mais, la plupart du temps, la perte de poids n'est pas au rendez-vous car il est très complexe d'équilibrer dans la durée son alimentation pour provoquer une perte de poids sans un solide bagage de connaissances. Nous savons que chacun d'entre nous éprouve beaucoup de difficultés à estimer sa propre prise alimentaire et donc sa consommation calorique. Des rations que nous sous-estimons, des assaisonnements mal gérés, des associations alimentaires déséquilibrées, des petits grignotages oubliés… C'est la raison pour laquelle il est difficile d'établir son propre programme, hors exceptions bien sûr. On décide d'arrêter à l'occasion d'un événement particulier qui nous fait déraper et compromet notre régime. Certaines fois parce qu'une invitation a tout gâché, d'autres fois parce qu'un souci de vie est venu perturber l'opération, d'autres fois encore parce que cela semblait trop dur et que la frustration était impossible à supporter. La culpabilité, la déception de ne pas avoir réussi, la perte d'estime de soi poussent alors les gens non seulement à tout arrêter mais aussi parfois à reprendre du poids, en quelque sorte pour se punir.

Hélas, ce n'est que la première phase, car en général, quelques mois ou années plus tard, l'envie va vous reprendre. Votre insatisfaction souvent nourrie par l'oubli de la séquence précédente vous fait décider à nouveau de maigrir. Puisque cela a échoué la première fois en suivant un régime tout seul, vous allez peut-être essayer le régime qui a fait maigrir votre ami(e) et vous prendrez sa feuille de route, une page photocopiée par exemple, comme un grimoire magique, que l'on vous aurait offert en tentant scrupuleusement de la suivre. Problème, ce régime est difficile, il ne vous plaît pas et même, au bout de deux ou trois jours, votre poids sur la balance n'a pas bougé. Échec de nouveau, et le cycle recommence : culpabilité, perte d'estime de soi, décision d'arrêter le régime. Sauf que cette fois, c'est un deuxième échec, et donc, la douleur est encore plus vive. C'est ce qui pousse en général à la calmer en utilisant les aliments comme une espèce de doudou qui vous aidera à oublier à la fois pourquoi vous n'avez pas maigri mais surtout pourquoi vous vivez mal d'avoir échoué à nouveau.

Puis les choses vont changer, vous allez décider de vous faire aider. Vous aurez affaire à un professionnel : un médecin, un diététicien, n'importe qui parfois. Cette fois, vous allez être encouragé, stimulé, dynamisé et vous reprendrez la technique de l'un ou de l'autre, le fameux dernier régime à la mode ou bien le précédent. Dans ce cas, un peu plus fréquemment, l'opération pourra réussir. Mais, comme à l'accoutumée, une fois le régime fini et le poids souhaité obtenu, ou presque obtenu, la reprise de poids s'installe doucement et c'est de nouveau un échec. Le même cycle infernal recommence : perte d'estime de soi, culpabilité encore accrue qui s'ajoute à ce fameux désespoir de se sentir victime d'une silhouette et d'un poids que l'on rejette totalement. Mais rassurez-vous, l'année suivante apparaît le dernier régime à la mode, le jeûne intermittent, le régime keto, la chrononutrition… Cette fois-ci, vous allez y arriver parce que le régime est miraculeux. Il est impossible de le rater.

Le business des régimes

Il faut dire que pour vendre un régime « magique », la même recette revient, et réussit hélas, régulièrement. Il suffit en général d'affirmer que l'on va maigrir vite avec une méthode simple, éprouvée par d'autres auparavant, parfois avec le soutien d'une star. Seulement aujourd'hui, le régime magique a beaucoup plus de chances de percer plus rapidement parce que les réseaux sociaux, les influenceurs, les profiteurs de l'amaigrissement ont tout intérêt à faire de la publicité autour du sujet : l'argent en est le moteur principal. Peu de chances pour que cela marche de nouveau, car cela fait des années que vous espérez, en vain, une solution magique pour maigrir… qui malheureusement n'existe toujours pas.

On vous dira que vous avez échoué parce que vous n'avez pas fait la stabilisation, un classique pour que le business puisse continuer à exister. Cela a d'ailleurs été pendant des années le leitmotiv des amaigrisseurs mondains. Une fois qu'ils avaient provoqué un amaigrissement, ils se séparaient de leurs patients en attendant la reprise de poids. Le patient revenait et tout pouvait recommencer. Le grand argumentaire consistait à faire croire à la personne qu'elle était responsable de sa reprise de poids, puisqu'elle n'avait pas consulté ou pris le temps de se stabiliser. Cela permettait de se défausser du vrai travail qui aurait dû être effectué, en rejetant la faute sur le patient désespéré qui s'autoflagellait en étant persuadé d'être le seul responsable de cet échec. Or, la stabilisation, je le dis dès le début de ce livre, est une étape qui n'existe pas réellement. En réalité, une fois le régime fini, si le travail est bien fait, il faut provoquer une modification complète du comportement alimentaire, pour changer sa façon de manger par rapport à celle préalable au régime. Malheureusement, cela n'est jamais dit et on laisse croire aux gens que maigrir est une intervention facile qui ne réussit que par l'intermédiaire d'une technique alimentaire... Ce qui n'est pas du tout exact.

Au cours d'émissions de télévision ou de radio, il m'est plusieurs fois arrivé de dire que le meilleur régime était celui que l'on faisait tout seul. C'est peut-être surprenant de la part d'un médecin, et pourtant par ces mots, je voulais signifier que, la plupart du temps, on se connaît beaucoup mieux soi-même que le médecin que l'on a en face. Il suffit souvent de faire dire – je dirais même révéler – les raisons de la prise de poids, pour que la personne comprenne pourquoi le modèle alimentaire s'est déformé et pourquoi, à un moment donné de la vie, elle s'est mise à consommer plus d'aliments qu'elle ne l'aurait dû ou que ce que son appétit lui indiquait.

Prescrire un régime est une opération qui nécessite de la tendresse, j'ose le mot. Car il faut cajoler les gens dans l'intervalle de temps où ils suivent un régime. Inutile de donner de la viande à un végétarien ; inutile de forcer quelqu'un à prendre un petit déjeuner alors que, depuis sa plus tendre enfance, il n'en prend pas ; inutile de freiner une routine qui s'est installée quand, le soir devant la télévision, un des rares plaisirs de la journée consiste à grignoter quelques carrés de chocolat. Je le dis et je le répète, on peut tout faire avec les régimes. On peut donner des cheese burgers, des pizzas, du chocolat… L'équilibre global de l'alimentation est le seul responsable de l'amaigrissement et c'est ce que j'aimerais vous faire comprendre.

Mais ce n'est pas l'objet de cet ouvrage. Les techniques de régime sont expliquées dans beaucoup d'ouvrages, et notamment dans *La Méthode Cohen*. J'y reviendrai en fin de livre, mais pour vous expliquer plutôt que, pour faire un régime, il existe des mécanismes psychologiques que vous devez analyser, sinon vous n'arriverez jamais à rien. Parfois, il faut même faire comprendre à certains que le moment et le temps de maigrir ne sont pas encore là, car la situation, les circonstances ne s'y prêtent pas. Le simple fait de le dire est déjà une façon de rassurer les gens et de les convaincre du fait qu'un jour ou l'autre, ils vont pouvoir maigrir, même si c'est dans quelques semaines.

Pourtant, d'année en année, les choses se répètent. Quand on a échoué avec un régime magique, il suffit d'attendre que les fabricants de régimes en proposent un autre l'année suivante… Toujours en utilisant les mêmes systèmes promotionnels et tout est reparti. C'est comme un piège, une addiction, dans lesquels nous retombons toujours.

La vérité sur le rééquilibrage alimentaire

Le terme de rééquilibrage alimentaire a été complètement dévoyé. Le rééquilibrage alimentaire est l'opération qui consiste à rééquilibrer l'alimentation une fois la perte de poids effectuée. Ça n'a jamais été le moyen de faire maigrir les gens. C'est une nouvelle façon subtile de faire culpabiliser en brandissant ce fameux « équilibre », par opposition à « déséquilibre », tout en faisant la promotion d'un autre système nutritionnel.

Il m'arrive de temps en temps de corriger des diététicien.ne.s qui, au moment d'une demande d'amaigrissement, commencent par dire – c'est un exemple comme un autre – à leur patient qu'il manque de féculents le midi (alors qu'il y en a déjà le soir bien sûr) au nom du sacro-saint équilibre alimentaire. C'est une erreur car, quand on suit un régime, l'alimentation est différente de celle de la période précédente, nécessairement en baisse. Le régime est une période de transition extrêmement anormale qui consiste à diminuer le total de l'énergie que vous consommez pendant un temps donné avant d'arriver, effectivement, à un rééquilibrage alimentaire. Il est donc difficile pendant cette période de respecter des critères académiques d'équilibre alimentaire qui n'ont pas été élaborés pour la perte de poids. Tout régime est fondamentalement déséquilibré par rapport aux apports nutritionnels conseillés, et cela ne doit donc durer qu'un temps.

Cependant avant de s'acharner à contrôler et modifier son alimentation, il est important de connaître un certain nombre de choses qui relèvent beaucoup plus de la psychologie et de la compréhension intellectuelle que de la suppression de quelques grammes de viande ou de fromage. Les problématiques psychologiques sont beaucoup plus responsables qu'on ne le croit du parasitage et de l'empêchement des régimes.

Cela peut sembler fou mais il y a quelques années de cela, j'ai été blessé par une réflexion sur l'un de mes livres d'un lecteur qui écrivait : « Beaucoup de blablas avant d'arriver au régime. » Et pourtant, justement, c'était exactement ce qu'il fallait faire : essayer de donner une éducation pas seulement alimentaire mais aussi nutritionnelle et psychologique à mes lecteurs pour envisager enfin un amaigrissement, qui puisse surtout se transformer en un amaigrissement durable.

Le début du régime : trouver sa raison de maigrir

Pour réussir un régime, il est fondamental de s'interroger sur la raison qui nous décide à maigrir. C'est la priorité des priorités. Si la raison n'est pas valable, même si votre régime est de premier niveau – c'est-à-dire parfaitement adapté à vous et à votre environnement-, vous arriverez difficilement à suivre les consignes que l'on vous a données ou que vous vous êtes fixées. Car la raison pour laquelle vous entreprenez une modification de votre alimentation est le seul élément assez fort pour vous permettre de surmonter les difficultés pratiques occasionnées par la mise en place d'une nouvelle alimentation. C'est aussi ce qui vous aidera à résister à la pression de la publicité qui vous pousse à acheter des aliments toujours plus riches en graisses et en sucres, et à tenir le coup dans toutes les occasions où vous serez sollicité pour manger plus que prévu. C'est cette raison qui vous donnera la motivation, la persévérance et l'endurance pour traverser cette période.

Malheureusement, je rencontre fréquemment des personnes qui, soit sous la pression sociale, soit pour des raisons cosmétiques – pas toujours bonnes en plus –, soit pour tromper l'ennui (j'ai déjà tout entendu !), vont démarrer un régime qui finira par échouer. On pourrait penser qu'il n'y a rien de grave à démarrer un régime pour le rater puis le reprendre quelque temps plus tard.

Pourtant, nous savons désormais que l'enchaînement de prise et perte de poids, le fameux yoyo, est un facteur prépondérant de constitution d'un fort surpoids.

Combien de fois dans ma carrière, ai-je reçu en consultation des personnes entre 30 et 50 ans qui avaient démarré leur premier régime à l'âge de 15 ans sous l'influence de leurs parents, d'une amie, d'un réseau social aujourd'hui, etc. Ils n'avaient pas réussi à maigrir, avaient perdu et repris du poids – plus qu'avant leur « régime » – pour rejoindre les rangs de l'inévitable circuit des régimes avec pertes et reprises de poids constitutifs d'un état de surpoids.

Si les pertes et prises de poids occasionnent des surpoids, cela est dû à deux raisons :

- la première est complètement médicale. Un régime a pour objet d'éliminer les triglycérides – les graisses – contenues dans nos cellules que l'on appelle des adipocytes. Lorsqu'on arrête ce régime et si l'on reprend du poids, non seulement on remplit à nouveau les cellules existantes de triglycérides mais, en même temps, on assiste au développement de nouvelles cellules. Ces cellules que l'on trouve sous la peau deviennent des adipocytes, c'est-à-dire des cellules ayant la faculté de se remplir aussi vite que les autres de graisses et ayant une forte envie de se remplir elles aussi. La capacité à grossir se renforce donc et rend les prises de poids beaucoup plus faciles et plus importantes. C'est tout le problème des régimes yoyo qui, avec la répétition, rendent beaucoup plus facile la prise de poids et beaucoup plus difficile la perte.
- le second facteur est plutôt psychologique. L'échec de façon générale, y compris dans un régime, conduit à un état de frustration qui s'installe durablement dans le cerveau. Cela occasionne d'abord la peine de ne pas avoir réussi ce qu'on avait décidé d'entreprendre. Cette douleur, qui reste souvent non exprimée, entraîne un état de tristesse, de dévalorisation qui peut même parfois conduire à la dépression. On l'oublie en mangeant plus, quasiment pour se punir. Ensuite, on rentre dans une espèce de course à l'échalote : l'envie de réussir là

> où on avait échoué explique les régimes à répétition. Au fond, le désir de maigrir devient une addiction comme une autre !

Ces deux facteurs sont terribles et dès lors qu'ils sont associés, le résultat ne peut être que mauvais. Avec le facteur médical, chaque reprise de poids fait augmenter le nombre de cellules adipocytes et accroît la facilité à grossir. Le facteur psychologique crée cette frustration qui rend les régimes de plus en plus difficiles et empêche de les suivre. Le cercle vicieux s'installe. Plus vous ferez de régimes, plus vous aurez du mal à les supporter. Vous échouez, donc vous reprenez du poids. Et bien sûr en grossissant, vous augmenterez encore le nombre de cellules aptes à vous faire grossir. Vous grossissez encore plus et vous recommencez un régime… et ainsi de suite.

Voilà pourquoi ce chapitre est essentiellement consacré à la raison pour laquelle vous souhaitez maigrir. Il est fondamental pour vous de l'identifier avant de déterminer si elle constitue une bonne ou une mauvaise raison. Et c'est peut-être à cette occasion que vous découvrirez la cause profonde de votre prise de poids.

Avant toute chose, la première question à se poser reste quand même de savoir si vous en avez réellement besoin. Cela peut sembler évident et pourtant certaines demandes d'amaigrissement ne sont pas toujours justifiées et vont de pair avec une envie de changement d'état d'esprit n'ayant rien à voir avec le physique. Dans ces moments-là, on utilise notre corps dans l'espoir qu'un changement physique puisse se répercuter sur notre personnalité. Cela peut fonctionner et nous le verrons au cours de cet ouvrage. Quand on rencontre un vrai problème de vie que l'on n'arrive pas à résoudre, on peut, en changeant de silhouette, modifier son état mental, corriger un comportement. C'est en quelque sorte une mue, quasiment psychanalytique. On est donc susceptible de modifier ses réponses à des émotions ou à des problèmes. Les médecins ont défini un idéal, c'est essentiellement une statistique qui donne un poids moyen pour obtenir la longévité la plus importante. Cela n'a rien à voir avec la morphologie, pas plus avec l'élimination de risques médicaux, il s'agit d'un modèle statistique comme un autre.

L'avantage de ce modèle est qu'il permet de se situer sur une échelle. Cependant, cela reste relativement imprécis car il ne faut pas confondre se sentir gros et être réellement gros. Si vous êtes en dehors de ce modèle statistique qui correspond grossièrement à l'indice de masse corporelle – pour rappel, au-dessus de 25 vous êtes considéré en surpoids et au-dessus de 30, obèse –, alors oui, vous pouvez être considéré comme n'ayant pas un poids correspondant à la moyenne du poids pour vivre le plus vieux possible, peut-être. Par contre, vous pouvez très bien vous sentir gros ce qui traduit à un malaise personnel que vous exprimez au travers du corps, sans avoir un IMC trop élevé. Vous pouvez aussi avoir une morphologie qui vous fait apparaître comme gros, soit parce que vous avez une morphologie de type féminine si vous êtes un homme, soit parce que la graisse se concentre plus sur certaines zones de votre corps (en général, trop de graisse sur le ventre, et/ou sur le bas du corps…). Dans ces cas de figure, en prescrivant un régime, on ne répond pas forcément à votre demande, d'où l'intérêt de ne pas se précipiter sans avoir analysé la vraie raison de l'envie de perdre du poids.

Être gros ou se sentir gros ?

Vous avez peut-être vu comme moi sur les réseaux sociaux ces photographies de jeunes gens qui exhibent leur corps parfait. Ce corps fantasme ne répond pas forcément aux critères de l'IMC. Je vous en donne un exemple. Mon propre coach de sport pèse 105 kg pour 1 m 85. Son IMC est donc supérieur à 30, il est considéré comme obèse. Cependant pour reprendre une expression familière, on considère qu'il est particulièrement bien foutu. La proportion entre sa graisse et son muscle lui permet d'avoir une silhouette dont les lignes sont harmonieuses, avec un volume cependant imposant. Le contre-exemple serait cet homme de 82 kg pour 1 m 85, non sportif, avec un IMC à 24, dont la proportion entre la graisse et le muscle penche en faveur de la première ce qui lui donnera l'apparence de la grosseur bien qu'il pèse plus de 20 kg en moins. Mais cela compte autant dans l'évaluation de la grosseur. On ne peut donc pas se fier exclusivement à l'indice de masse corporelle. On pense d'ailleurs par exemple qu'après 65 ans un indice de masse corporelle autour de 27 serait plus protecteur pour la santé. Être « un peu » gros serait donc bénéfique ?

Être gros, scientifiquement, ce n'est donc pas ne pas aimer son corps. Il s'agit d'une réalité associant une répartition de la graisse et du muscle au profit de la première avec un poids supérieur à l'indice statistique de masse corporelle. Est-ce que cela oblige pour autant à maigrir ? La réponse à cette question se situe autant sur le plan individuel que sur celui de la société en général. La recherche de l'éternelle jeunesse, la peur de la maladie sont des piliers de notre monde contemporain. Vivre plus longtemps – même moins bien – semble être la priorité actuelle. Nous vivons une période où l'hédonisme est quasiment coupable. Vivre pour le plaisir n'est pas à la mode. Les injonctions pleuvent de tous les côtés : manger/bouger, ne pas trop boire, ne pas manger trop gras/trop sucré, manger cinq fruits et légumes par jour, consommer deux fois par semaine des poissons gras… On peut se questionner sur la part de liberté et de choix personnel qui régit vraiment notre propre vie. Est-ce que le bonheur n'est pas plus important que tout, gros ou pas ? Mais la pression sociale est tellement forte qu'il est impossible de se poser la question. Regardez la difficulté qu'il y a à expliquer le terme de grossophobie : il sert juste à expliquer que chacun de nous a le libre choix de sa vie et de son corps et qu'il ne faut pas intervenir en culpabilisant une personne en surpoids.

J'ai l'habitude de dire que le problème des régimes, c'est un problème de balance mais pas celle à laquelle nous pensons de prime abord. Sur un des deux plateaux de la balance se trouvent les avantages à maigrir ; sur l'autre plateau ceux à manger. Selon ceux qui feront pencher la balance d'un côté ou de l'autre, on déterminera la pertinence ou non de suivre un régime. Si notre avantage à manger est supérieur à notre avantage à maigrir, alors il y a peu de chances qu'une contrainte alimentaire soit suivie. Peu importe d'ailleurs ce qu'on classe dans les avantages à maigrir, qu'ils soient psychologiques pour guérir n'importe quel trouble ou purement affaire de satisfaction personnelle.

Chacun d'entre nous a son libre arbitre. C'est pourquoi même médecin moi-même, je n'oblige jamais quelqu'un à maigrir en invoquant des raisons médicales, sans m'être au préalable assuré que cela ne le pénalisera pas trop sur le plan de son bien-être. Je ne le fais que si la personne n'est pas consciente de la réalité d'une situation et de ses risques. Mon travail consiste plutôt à clarifier la situation puis à laisser ensuite chacun libre de son choix. Combien de fois m'a-t-on amené des personnes plutôt âgées et en mauvaise santé, en me demandant de leur élaborer un régime alors que leur temps de vie était compté ! Cela part souvent d'une bonne initiative familiale et d'une absence de résistance du patient. En général, il s'agit de tenter de gagner, de façon hypothétique, un peu de temps de vie supplémentaire… d'ailleurs sans aucune garantie. Souvent, c'est pour se donner l'espoir qu'il y a quelque chose à faire, pour refuser une réalité. Mais faut-il vraiment empêcher quelqu'un de manger et de se faire plaisir quand il ne lui reste plus grand-chose dans sa vie pour prendre du plaisir ? En principe, il a le choix et, en dehors du contexte culpabilisant de la société, il n'y a aucune honte à prendre du plaisir à manger. Cette société d'ailleurs est complètement schizophrène car en même temps qu'elle nous demande d'être extrêmement rigoureux avec notre alimentation, elle fait la promotion des gâteaux et de la cuisine, que ce soit dans les émissions de télévision ou sur les nouveaux moyens de communication.

Mon ami Guy Carlier ne s'est jamais senti gros, y compris quand il a pesé des poids extrêmes allant jusqu'à 260 kg. Il a fallu arriver au stade de la quasi-impotence pour qu'il décide de maigrir, après d'ailleurs plusieurs interventions ratées. Nous avons un ami commun qui, à l'inverse, était tout mince et athlétique et qui se sentait toujours gros malgré sa silhouette. Il faut remonter à leur passé respectif pour comprendre la raison de ces deux attitudes face au poids. Le premier est devenu gros après avoir connu un poids normal jusqu'à ses 30 ans. Le second était enrobé à l'adolescence, a perdu du poids sans régime au moment de sa majorité sous l'influence d'un simple changement de mode de vie. Cette sensation de grosseur ne dépend donc pas d'une réalité mais d'une perception, donc d'une construction intellectuelle.

Se sentir gros, c'est plutôt la perception d'un malaise. Toute la difficulté est de savoir si ce malaise est réellement physique ou purement psychologique. Il peut même être simplement induit par l'environnement : une famille complètement obnubilée par le poids, des amis qui envoient, l'air de rien, quelques réflexions pseudo-gentilles, des messages sanitaires culpabilisants transformant le moindre petit bourrelet en une source d'obsession. Mais comme c'est difficile de maigrir, en cas d'échec l'obsession se renforce. Une forme de culpabilité va s'ajouter et amplifier encore l'obsession. C'est ainsi que maigrir devient un thème central de la vie, sans même savoir s'il y avait une raison personnelle ou non de se lancer dans ce challenge.

Mais d'autres fois, « se sentir gros » prend un autre sens. Le terme « poids » s'utilise dans de nombreuses locutions. On dit « porter un poids » en parlant d'une situation difficile. On parle d'un homme ou d'une femme « de poids » pour signifier son importance. On peut dire également que quelqu'un « ne fait pas le poids ». Cela traduit la relation intellectuelle que l'on tisse entre le poids censé simplement représenter la forme physique et un ressenti psychique.

Se sentir gros est donc une sensation de perte de bien-être et c'est là que le psychisme intervient. Si on n'arrive pas à percevoir les raisons pour lesquelles on se sent moins bien ou si on refuse inconsciemment d'y faire face, quoi de plus facile que de faire reposer son mal-être sur son corps. En plus, ça permet de matérialiser une douleur, des souffrances, de l'agressivité sans avoir à faire un travail sur soi-même. C'est donc bien pratique d'utiliser le corps comme une forme de langage pour exprimer sa souffrance qui peut avoir tous les niveaux d'intensité du plus léger au plus compliqué. C'est une forme de simplification pour surmonter tous les événements douloureux d'une vie. C'est la raison pour laquelle je vais vous raconter plus loin des histoires qui incarnent les nombreuses situations au cours desquelles la perte ou la prise de poids sont des conséquences d'histoires de vie.

En conclusion, faire un régime nécessite d'avoir un poids élevé avec des formes qui ne nous conviennent pas et d'y trouver un réel avantage qui dépasse la notion de frustration. Si ces trois paramètres ne sont pas réunis, il est préférable d'attendre et de différer le régime, voire de ne pas en faire du tout. C'est à vous de procéder à cette analyse, qui sera le véritable le début d'un régime. Si vous vous jetez sur une technique alimentaire, peu importe laquelle, sans avoir auparavant pris l'assurance de répondre à ces trois obligations, vous risquez d'être déçu. À vous de vous poser les bonnes questions !

Les bonnes et les moins bonnes raisons de maigrir

Qu'est-ce qui vous motive à maigrir ? C'est l'une des premières questions que je pose au cours de mes consultations. Parce qu'au travers de la réponse fournie, j'espère mesurer le pronostic de résultats que nous pouvons obtenir.

Les bonnes raisons s'expriment en général très facilement. Ainsi on peut vouloir maigrir parce qu'on va être opéré et qu'il faut simplifier la tâche du chirurgien, quelle que soit la raison de l'intervention. Un des exemples les plus simples est une opération orthopédique pour laquelle on a besoin d'alléger le poids du corps afin de favoriser la reprise de la marche après l'intervention. C'est aussi le cas d'une femme à qui le chirurgien demande de maigrir pour faciliter une fécondation *in vitro* ou d'une personne à qui on demande, suite à un incident cardiovasculaire, d'améliorer son alimentation et de réduire son poids pour diminuer les facteurs de risque. Cela concerne aussi le sportif pour qui s'alléger sur la balance permet de meilleures performances. Enfin, même des raisons en apparence très légères peuvent être suffisamment motivantes, cette maman qui va marier son enfant et souhaite être la plus belle possible pour célébrer l'événement par exemple. Bien sûr, je ne peux pas garantir la pérennité de cet amaigrissement, surtout s'il y avait des raisons psychologiques attachées à la prise de poids initial, mais la motivation est claire. Comme l'objectif est défini, il est tout simplement plus facile de s'en souvenir et de résister à toutes les embûches qui se présentent au cours d'un régime. Quant à la séduction, elle est toujours traitée de façon méprisante et pourtant c'est une vraie raison de vouloir maigrir. L'expression « vivre d'amour et d'eau fraîche » montrer bien la puissance des sentiments par rapport à la matérialité de l'acte de manger. C'est la même chose que vouloir maigrir quand on souhaite plaire ou quand on veut retrouver la séduction que l'on avait perdue avec les années. Là aussi, cela constitue une véritable bonne raison de vouloir maigrir avec une probable réussite.

Certains de mes patients contournent la question ou ne la comprennent pas en me répondant : « je souhaite perdre du poids ». J'imagine que vous sourirez comme moi tant maigrir s'assimile généralement à une perte de poids. Mais les deux réponses les plus fréquentes sont : « pour ma santé » et « pour être mieux dans ma peau ». Vous verrez que ce ne sont pas toujours des bonnes raisons.

En cas d'échec, on accusera, comme de coutume, les régimes yoyo. Mon opinion diffère car je suis persuadé que c'est l'absence de motivation de départ qui conduit à l'échec. Autant il n'est pas grave de maigrir quand on en a vraiment pris la décision, de rester mince pendant plusieurs années et de reprendre un régime, si besoin, après une reprise de poids, autant laisser une personne suivre un régime sans réelle motivation constitue une grave erreur. Il est plus difficile d'expliquer à quelqu'un qu'il ne doit pas suivre un régime que de le lui prescrire.

L'objectif de ce chapitre est de vous aider à trouver la véritable raison de votre prise de poids. Vous vous identifierez probablement dans un des schémas que je vais vous décrire dans les pages suivantes.

Pour la santé

Cette réponse ne me convient généralement pas, elle est trop générale. Quand on a un problème de santé, en général, on le nomme : j'ai trop de cholestérol, de l'hypertension artérielle, un problème cardiaque, on va bientôt m'opérer… En bref, il existe une menace qui impose à la personne, même contre son gré, d'obtenir un résultat. Même si je n'aime pas cela, la peur devient un moteur, c'est une véritable motivation.

Par contre, vouloir maigrir « pour sa santé », quand on a 30 ans ou que des résultats biologiques et les examens d'un médecin démontrent une parfaite santé, cache vraisemblablement autre chose. La plupart du temps, j'ai fini par le comprendre, c'est surtout une façon de ne pas répondre à ma question, ce qui m'oblige à faire la recherche de la réponse moi-même. Parfois même, on vient maigrir pour se distraire, en quelque sorte pour occuper sa vie, pour imiter une personne de son entourage, pour faire vivre une expérience à son corps, pour espérer rajeunir, pour correspondre à une image fantasmée du corps… Autant de raisons qui ne servent absolument pas la motivation et la réussite d'un amaigrissement. Ça ne veut pas dire que ces personnes ne réussiront pas, mais elles partiront avec un handicap, un manque de consistance de la demande d'amaigrissement, pourtant indispensable à la réussite.

Le problème de ce cas de figure c'est que les amaigrissements suivis de reprises de poids sont une source d'obésité. Ce qui, au début, s'apparente à une petite fantaisie peut générer un véritable problème. Peu de gens s'en rendent compte car ils sont aveuglés par le désir de perdre ce poids et c'est comme cela que l'on rencontre certains patients devenus gros, simplement sous l'influence d'un régime pour lequel il n'y avait aucune bonne motivation et surtout aucune raison.

Pour être mieux dans sa peau

C'est la réponse que j'entends le plus souvent. Ça me met immédiatement en alerte car c'est l'expression d'un malaise que l'on transfère, comme le disent les psychiatres, sur le corps. Ça oblige à chercher la raison pour laquelle on a grossi et l'objectif pour lequel l'amaigrissement peut générer une amélioration.

« Se sentir mieux dans sa peau » ne signifie pas grand-chose, en réalité. Le corps n'est pas une enveloppe dans laquelle on est emballé. C'est une façon de dire qu'on espère se sentir mieux en provoquant une perte de poids. Mais la perte de poids, en elle-même, n'est également pas grand-chose en dehors d'un chiffre sur une balance. C'est donc l'allure générale, et en particulier la silhouette, que l'on veut modifier. C'est aussi l'idée de l'image de nous-mêmes que nous voulons changer. C'est donc la représentation de ce que nous sommes qui doit se modifier et c'est là où il y a une confusion car on tente d'opérer une modification purement corporelle pour obtenir une modification psychique voire intellectuelle. Pourtant, dans les faits, ça peut marcher ! C'est comme si on substituait une personne à une autre personne. En tout cas, c'est l'objectif. « Si le reflet dans le miroir ne me renvoie plus la même image, alors je ne suis plus, sur les plans émotionnel et intellectuel, la même personne. Je peux donc améliorer mon état s'il n'est pas bon ou changer tous mes paramètres de vie. » C'est ce que signifie « être mieux dans ma peau ».

La difficulté, c'est qu'il est vraiment capital de mettre tout cela en évidence. Le malaise est réellement ressenti au travers d'un sentiment de mélancolie, de dévalorisation, de difficulté à être en société, de complexe. C'est quelque chose de parfaitement objectif. Mais, très souvent, la cause du malaise n'est pas connue, si bien que les gens se trouvent embourbés dans un système où le régime prend toute la place. Sans savoir ce qu'il fallait résoudre également. Or, c'est souvent la cause de la prise de poids que l'on doit résoudre, avant de démarrer un régime ou au moins en parallèle. Cependant, cette cause est souvent cachée. Parfois même, on ne veut pas la voir, on a honte d'en parler, comme vous le verrez dans les exemples qui suivront.

Dans toutes les situations où on fera maigrir une personne sans identifier la raison de la prise de poids et l'objectif de la perte, les chances d'obtenir un résultat même à moyen terme sont faibles. Beaucoup d'entre nous sommes capables de perdre du poids sur une ou deux semaines avec le simple désir de maigrir, mais obtenir un résultat durable nécessite d'effacer tout ce qui parasite la perte de poids. On ne peut pas vivre toute sa vie avec un coach pour se motiver.

La seule petite réserve que j'émets, c'est la situation au cours de laquelle la perte de poids permet d'éclairer les raisons pour lesquelles on a grossi, un peu comme si la graisse avait servi de couverture pour les cacher. Dans ce cas, si j'ose employer cette expression, c'est une forme de nettoyage qui s'est produit. La graisse est devenue le problème principal mais, une fois éliminée, elle devient un peu comme une tumeur dont on se débarrasse. La nouvelle personne peut se débarrasser des problèmes de l'ancienne personne et la perte de poids devient le symbole des souffrances dont on s'est libéré. Il est donc possible, c'est vrai, de maigrir sans s'intéresser à la part psychologique, et cela peut, de temps en temps, aider quelqu'un à se sentir mieux.

Mais il est plus facile de connaître les raisons de la prise de poids pour maigrir et vivre mieux que de maigrir pour laisser apparaître ces raisons et les régler. La première situation nécessite une dépense d'énergie, de volonté et de force de caractère qui empêche d'aboutir à coup sûr, alors que la seconde garantit un succès sur le bien-être même s'il n'y a pas d'amaigrissement. Certains, une fois qu'ils ont compris pourquoi ils avaient grossi, ne sont plus traumatisés par leur corps ou par leur excès de poids, l'objectif d'un amaigrissement restant de se procurer du bien-être en dehors de toute nécessité médicale. On ne peut pas maigrir dans le vide car ça n'apporte aucun avantage. Le challenge de l'amaigrissement une fois disparu laisse un vide, les personnes ayant maigri sans connaître la raison de leur prise de poids et les bénéfices de leur perte de poids se retrouvent désemparées une fois l'objectif atteint. Il ne leur reste, la plupart du temps, que la possibilité de reprendre du poids pour recommencer un challenge… Et c'est à nouveau comme cela que l'on finit par devenir de plus en plus gros. J'espère que découvrir qu'il existe beaucoup de situations identiques même si les histoires ne sont pas complètement les mêmes pourra aider le lecteur. C'est en tout cas ce que j'ai appris au travers de mes années d'expérience.

Trouver la cause de son surpoids, comprendre pourquoi maigrir nous améliore, est fondamental pour réussir un régime de façon apaisée. Bien sûr, le régime doit être impeccable pour accompagner ce travail intellectuel. C'est pour cela que je rappelle régulièrement qu'un régime ne doit pas se détacher de la vie normale, qu'il doit ressembler à une alimentation certes adaptée mais néanmoins traditionnelle. Tous les régimes dits déséquilibrés sont difficiles à suivre, contre nature. Du coup, on passe son temps à se motiver, à trouver de la volonté et à combattre la difficulté plutôt qu'à réfléchir à la véritable cause du surpoids. Alors que si on élimine les raisons de la prise de poids, on retrouve un appétit normalisé, on ne ressent plus les pulsions qui n'avaient d'autre origine que des moments de trouble psychique inconscient. Les addictions disparaissent spontanément. Manger, qui n'est pas toujours une question de besoin et ne répond pas à une nécessité alimentaire, sert plus souvent à anesthésier les pensées douloureuses ou à éviter d'être seul par exemple.

Un peu de psychologie sur le corps et la bouche

Pour comprendre les éléments psychologiques qui régissent les pertes et les prises de poids, j'aimerais revenir sur la symbolique des aliments, la façon de manger, et évoquer une autre façon de concevoir la bouche et le corps quand on traite de ces sujets.

Le goût et les odeurs de la cuisine familiale conservent pour chacun d'entre nous un pouvoir d'évocation, qui peut éveiller une nostalgie, des souvenirs, d'ailleurs bons ou mauvais. Très tôt nous créons des associations entre les événements que nous vivons, les douleurs, les bonheurs, et le contexte alimentaire. On célèbre un anniversaire avec des sucreries, on dépose des offrandes aux morts au Mexique le jour de la Toussaint avec un repas servi directement sur la tombe. Pourquoi sert-on comme gâteau aux mariés une pièce montée ? Un symbole, peut-être, d'une ascension ou d'un point culminant ? On célèbre d'ailleurs chaque événement symbole d'une ascension avec un gâteau. Il ne s'agit pas d'une interprétation excessive, mais des possibilités d'associations que nous pouvons faire quand nous vivons des émotions au milieu d'un environnement culinaire. L'importance de l'acte de manger ne se réduit pas à la simple consommation de tous les nutriments utiles au bon fonctionnement de notre organisme, ni même au plaisir que nous en retirons. C'est une fonction importante car elle revêt de multiples significations sociales et personnelles.

La nourriture comme l'acte de manger forment un réseau d'échange et une interaction entre tous les individus. On donne et on reçoit de la nourriture, on la mange ensemble, c'est une façon de tisser des liens, de se reconnaître, de s'accepter. Que ce soit lors d'un repas d'affaires, un déjeuner familial, un festin entre amis ou un dîner d'amoureux, c'est au travers de cet instant que l'on consacre le lien. *A contrario*, refuser une invitation à manger peut tout à fait être la marque d'un refus de contact.

Manger nécessite une succession d'opérations qui consistent à choisir un aliment, le préparer, le porter à la bouche, le mâcher, le stocker dans l'estomac, puis le digérer. À chaque étape, on peut y associer un déterminant psychologique. Le nourrisson tète le sein de sa mère, c'est la succion, une étape qui provoque, en général, des sentiments comme la tendresse, l'amour, la sécurité. Plus tard, il apprendra à mâcher les aliments en les déchirant avec ses dents, en les déchiquetant. Cette fois, il s'agit d'un geste beaucoup plus agressif. Déjà, dans la bouche, deux sentiments contradictoires se font face : la douceur de la succion et l'agressivité de la mastication. Ainsi les aliments que l'on va choisir de manger pourraient laisser croire à un penchant soit vers la douceur soit vers l'agressivité. L'attirance particulière des jeunes générations pour les hamburgers moelleux pourrait traduire cette volonté de douceur et de désir de tendresse un peu régressive. Peut-être est-ce la raison de l'abandon progressif du sandwich que l'on déchire de ses dents.

Au-delà nous sommes ce que nous mangeons, c'est le syndrome d'appropriation ou d'incorporation. Le cannibale espère s'octroyer les propriétés de son ennemi. De même, comme l'a décrit Freud, dans de nombreuses sociétés, on mange également un animal par désir de posséder ses caractéristiques. Ainsi nos choix alimentaires ne sont pas forcément exclusivement guidés par la course effrénée de la nouveauté et par la recherche du plaisir, mais aussi par des déterminants psychologiques qui peuvent remonter jusqu'à l'enfance. Certains exemples sont très typiques. Le lait est synonyme d'apaisement et de relaxation, pendant longtemps on le conseillait pour la croissance. La viande est synonyme de puissance et de force. Plus elle est rouge et saignante, donc proche du vivant, plus elle en posséderait les propriétés.

Les nouveaux courants actuels sont presque caricaturaux. Le végétarisme pousse à être plus près de la nature, moins pollué par l'extérieur. Le refus de manger de la chair animale est une façon de refuser l'agressivité, la violence du monde. Les nouveaux modes de consommation des aliments sont une façon de refuser la mort et de poursuivre le mythe de la jeunesse éternelle et de l'immortalité : amandes, graines, sans lactose, sans gluten, sans sucre... De même, l'essor de cette nourriture que l'on picore sous forme de tapas où d'apéritif dînatoire se rapproche du comportement du petit enfant qui mange avec les doigts et d'une forme d'innocence et de quiétude.

Même les mots ont leur importance. On peut avoir « une peau de pêche », on a envie de « croquer un enfant » que l'on trouve mignon, on a « l'appétit de vivre » et on « meurt de faim ». Ainsi dans le choix de nos aliments, nous manifestons, la plupart du temps, une symbolique psychologique. L'essor du marketing alimentaire a largement utilisé l'ensemble de ces affects pour provoquer en nous des associations susceptibles de nous pousser à la consommation de certains aliments. Il vous suffit de voir quelques publicités à la télévision pour vous en rendre compte aisément.

J'ai comme théorie que la bouche comme le corps sont des outils qui peuvent servir, dans certains cas, à retrouver un équilibre. Plutôt que de les limiter à de simples outils utiles à la digestion, il faut aussi les concevoir comme des modes d'expression psychologiques. Évidemment cela concerne des situations où le désir de perdre du poids et l'impossibilité de maîtriser son comportement alimentaire entrent en conflit. Dans ces cas, selon ma théorie, manger comme se faire grossir peuvent devenir des actes inconscients pour guérir d'une angoisse, d'un conflit, d'un traumatisme et créer, en quelque sorte, sa propre solution. Mais cela va au-delà de la simple notion de se faire plaisir par le biais de la nourriture, le geste de porter les aliments à la bouche étant beaucoup plus important que la nourriture avalée. Pour le corps, il est à la fois un bouclier, un doudou, une coque, un outil de distanciation avec l'extérieur et, par le biais de la graisse (tissu sécrétant des hormones), une façon de sécréter des hormones femelles. La graisse conserve la chaleur du corps et permet également de cicatriser après une blessure. Toutes ces notions nous les connaissons inconsciemment et il n'est pas impossible que, par un mécanisme de conversion des images, nous utilisions ces différentes fonctions pour des raisons psychologiques. Retrouver de la chaleur après une déception sentimentale peut être accompli en grossissant ! Cicatriser d'une douleur peut être facilité avec l'aide de notre graisse.

Beaucoup de théories psychologiques ont été développées, sans pour autant passer au stade des applications concrètes, et les difficultés à les comprendre empêchent chaque personne de trouver sa propre solution. C'est pour cela que je vais vous raconter ensuite des histoires réelles, pour établir un parallèle avec votre propre histoire et vous montrer des situations différentes qui, pourtant, ont des solutions et des conséquences identiques.

Les théories freudiennes ont été contestées ces dernières années, beaucoup considérant que Freud avait aidé ses patients à comprendre leur histoire sans jamais obtenir une guérison définitive. C'est un peu la même chose pour les théories psychologiques concernant la prise de poids et les troubles du comportement alimentaire. Elles permettent de comprendre une histoire, d'en effacer le traumatisme, mais on ne peut pas apporter la solution au problème du surpoids sans avoir recours à une prescription alimentaire. C'est une grosse différence avec le comportementalisme, qui s'attache à modifier l'ensemble des habitudes et des conditions autour de la façon de manger, par exemple avec des recommandations comme s'efforcer de manger toujours assis, déguster les deux premières bouchées de chaque plat, s'arrêter au milieu de chaque plat, éviter de regarder la télévision… Le comportementalisme présente un gros intérêt, mais n'apporte pas non plus la solution. Certes, le patient se porte beaucoup mieux parce qu'il n'est pas en conflit avec la nourriture mais il conserve son poids, comme une fatalité. Si c'est valable dans le cas des obésités de type génétique ou d'origine strictement métabolique, ce n'est pas valable en cas de troubles du comportement alimentaire acquis. Il faut rechercher la guérison totale, c'est-à-dire trouver l'origine psychologique de la prise de poids et guérir EN MÊME TEMPS la prise de poids. En effet, puisque ce n'était pas quelque chose de naturel et de physiologique, il n'y a pas lieu de l'accepter comme une fatalité. Le surpoids étant le produit d'un mécanisme psychologique mal contrôlé, les deux stratégies doivent être conduites en parallèle.

La bouche a été décrite par de nombreux psychanalystes comme ayant des fonctions érotiques depuis la naissance. Comme modèle des manifestations sexuelles infantiles, Freud choisit le suçotement. Il s'agit d'une activité automatique et rythmique qui n'a pas d'objectif alimentaire et conduit soit à l'endormissement, soit à une réaction motrice comparable à l'orgasme. Freud ajoute qu'il n'est pas rare qu'à cet acte voluptueux s'associe la friction de la poitrine ou des organes génitaux. Le suçotement est donc clairement de nature sexuelle et l'enfant qui suçote « cherche un plaisir déjà vécu et désormais remémoré ».

Freud nourrit abondamment son propos et nous apprend, par exemple, qu'un grand nombre de ses patientes sont affectées, entre autres, de troubles de l'alimentation. Le but sexuel réside dans l'incorporation d'un objet dans la bouche. On ne peut pas contester que la bouche a un caractère érotique. Le baiser amoureux n'en est qu'une simple représentation. Dans la dimension de l'acte sexuel la bouche est également souvent intervenante. Même la comparaison entre le terme « lèvres » qui entoure la bouche et celui utilisé pour désigner les contours du vagin chez les femmes interroge. De cette notion on peut tout à fait déduire, selon les situations, que le grignotage, les compulsions alimentaires, l'impossibilité de freiner la volonté de manger peuvent être la signification de nombreuses choses. Problématique sexuelle, désir de s'offrir un plaisir quasi érotique, régression à l'état d'enfance, désir d'endormissement d'un symptôme ou d'une douleur… Tout est possible.

Le plus important reste de trouver à la fois pourquoi on utilise la bouche pour régler des émotions négatives ou un conflit et, bien entendu, où se situe l'élément négatif. On verra ensuite dans l'histoire de Marie (voir page 135) comment on peut fabriquer une association entre douleur ou traumatisme et acte de manger. Il suffit que manger permette accidentellement de moins souffrir d'une situation pour construire, de façon inconsciente, la relation qui associe l'acte de manger au fait de moins souffrir. La répétition du grignotage correspond d'ailleurs à la nécessité du rythme qu'utilise le nourrisson au moment de la tétée. C'est une autre façon de voir les choses tout à fait différente des explications uniquement alimentaires. Le plus caricatural est peut-être l'addiction au sucre, qui associe à la fois l'acte de manger souvent sous forme de grignotage et le plaisir délivré par le sucre. Or, c'est bien ce qui se produit au moment de la tétée, lorsque le nourrisson consomme avec délectation le lait au sein de sa mère. Je remarque d'ailleurs que les grignotages s'opèrent la plupart du temps sur des aliments sucrés et non des aliments salés, ce qui conforte cette théorie. Bien entendu, tout n'est pas que psychologique, mais il faut toujours envisager cette hypothèse, peut-être même en priorité. C'est ce qui justifie l'importance des discussions approfondies qui ne se limitent pas un interrogatoire alimentaire. C'est aussi pour cette raison que l'empathie entre le soignant et le soigné est quelque chose de très important.

On peut également imaginer une autre dimension pour le corps que la simple prise ou perte de poids par accumulation ou perte de cellules graisseuses. Tout le monde s'accorde à dire que les maladies de la peau ont fréquemment une origine psychologique. Psoriasis, urticaire, eczéma… Cela signifie donc que nous avons le pouvoir, par notre esprit, d'entreprendre des modifications sur notre peau. Essayons alors d'imaginer que nous pourrions avoir une action sur la couche de graisse, juste en dessous de notre peau. Dans ce cas, le corps (et en particulier la graisse) n'est plus simplement un organe mais devient également une forme de langage. Il manifestera tout ce qu'on ne peut pas exprimer, ce que l'on ressent, ce que l'on combat au travers de l'utilisation de cette zone graisseuse sans aide extérieure. Sur le plan physique, simplement médical, on sait que la graisse permet de conserver la chaleur, mais de quelle chaleur parlons-nous ? S'agit-il d'une chaleur calorifique ou bien d'une chaleur purement intellectuelle voire spirituelle ? Supposons que nous ayons besoin de réconfort, du sentiment d'être entouré, consolé, réchauffé, pourquoi ne pas utiliser ce moyen inconscient qui va assimiler la chaleur physique à la chaleur psychique ? C'est une forme de conversion psychologique qui, plutôt que de partir de la douleur pour passer vers le corps, utilise le corps pour supprimer la douleur.

La graisse peut nous être utile pour cicatriser d'une blessure, notamment en cas d'une fracture de la peau. Pourquoi donc ne pourrait-on également l'utiliser pour cicatriser d'une blessure qui ne serait plus seulement physique mais psychique ? C'est à nouveau un mécanisme de conversion à l'envers ! Peu importe la nature de la blessure, c'est nous qui choisissons ce mécanisme spécifique pour nous en défendre. On pourra citer l'exemple de Natacha (voir page 104) qui n'arrive pas avoir un enfant et qui mime la grossesse en devenant grosse. Son apparence de femme « grosse » lui donne l'apparence d'une femme qui attend un enfant sans toutefois être enceinte. Elle manifeste son désir et le rend moins insupportable en utilisant ce système qui l'aide à patienter jusqu'à une éventuelle grossesse.

La peau, les cellules qui sont dessous et en particulier le tissu gras nous séparent de l'extérieur et forment une barrière qui fixe la limite entre l'intérieur de notre corps et l'environnement extérieur. On peut s'imaginer avoir besoin d'instaurer une distance plus importante avec l'extérieur en cas d'une peur d'agression, de besoin de s'écarter de quelqu'un. Si on ne le peut pas ou si on a peur de le faire, on peut utiliser ce système pour le faire de façon virtuelle. Et ainsi blessures, traumatismes, désirs inassouvis et autres souffrances peuvent très bien s'exprimer au travers du corps qui devient alors tout à la fois un langage et un traitement.

Voilà pourquoi parfois la prise de poids n'est pas une conséquence mais le simple symptôme d'un souci, d'un problème, d'un conflit psychologique. En clair, cela signifie que l'on se sert de l'acte de manger ou de la prise de poids pour améliorer une souffrance psychique.

LES CAUSES INCONSCIENTES DERRIÈRE LA PRISE DE POIDS

Dans ce chapitre, à travers un certain nombre d'histoires et de situations au cours desquelles j'ai pu ou non faire maigrir les gens, je souhaite vous montrer les raisons psychologiques sous-jacentes que le régime a finalement révélé, ce qui permet ensuite de soulager une souffrance. Tant que cette souffrance n'est pas découverte, il n'y a pas d'amaigrissement. Si par contre la lumière se fait, alors tout devient possible. Parce, j'insiste sur ce point, quand on débute un régime, souvent on ne fait pas que maigrir, on modifie aussi sa personnalité.

Au cours de ma carrière, beaucoup de mes patients qui m'ont raconté vouloir maigrir en invoquant une fausse raison ont fini par découvrir la dimension psychologique au cours de nos échanges sur l'équilibre entre les légumes et les protéines, les quantités de féculents ou de pain à consommer. Vous devez vous aussi essayer de trouver ce qui se cache derrière votre demande d'amaigrissement et rechercher l'origine de votre surpoids.

Très récemment, j'ai rencontré des participants du site Savoir maigrir[1]. L'un d'entre eux m'a posé une question

1. www.savoirmaigrir.fr

qui m'a beaucoup surpris : « Est-ce qu'il faut vraiment aimer les gens pour faire le métier que vous faites ? » Cet homme avait raison, sans un minimum d'empathie pour la personne que vous suivez, il est quasiment impossible de la faire maigrir. Peut-être est-ce même le critère le plus important, ce qui explique que des personnes parfois non compétentes, spécialement en nutrition, réussissent à aider d'autres personnes, juste grâce à leur influence affective. Car ce n'est pas seulement en écrivant des injonctions sur quelques feuilles de papier que vous obtiendrez un résultat. Dire ce qu'il faut manger est très simple, réussir à l'appliquer au quotidien, combattre les habitudes, dominer les pulsions est en revanche un vrai challenge. Attention, je ne prétends pas que, pour réussir un régime, la prescription alimentaire ne doit pas être bien étudiée, mais cela ne suffit pas. On peut maigrir en jeûnant, se priver de certains aliments, diminuer les rations, faire du sport à outrance… On peut faire plein de choses pour obtenir un amaigrissement du moment qu'on diminue la quantité d'énergie consommée par rapport à celle dépensée. Il existe plein de stratégies, même complètement folles, qui rendent possible la perte de poids.

Mas alors qu'est-ce qui empêche les gens de maigrir ? Ce n'est pas la méthode de régime qu'ils choisissent, c'est surtout la pulsion à consommer des aliments en l'absence de toute faim et la contrainte ressentie à observer des consignes que l'on s'est pourtant fixées soi-même. On a beaucoup entendu parler dans les médias, dans les journaux, dans les congrès médicaux, de la personnalisation des régimes. Moi-même, j'ai connu ça à l'époque de l'hôpital Bichat : quand on voulait personnaliser un régime, on finissait par sortir, de façon informatique, une trentaine de pages qui décrivaient par le menu ce qu'il fallait manger tous les jours. Alors oui, sur le plan théorique, c'était formidable mais, dans les faits, nous n'avons jamais obtenu de résultats beaucoup plus performants qu'avec les méthodes classiques. Et sur le plan pratique, c'était totalement infaisable. Non seulement les courses devenaient un enfer mais il était en outre impossible de gérer, à la minute près, le moindre aliment que chaque patient portait à sa bouche.

La personnalisation, c'est un peu une espèce de fourre-tout : c'est chic à évoquer, mais ce n'est en réalité que la partie finale de l'opération. Il s'agit surtout de savoir pourquoi la personne veut maigrir et de déterminer ce qui l'empêche de maigrir et ce qu'on devrait soigner pour lui permettre d'atteindre son objectif. C'est seulement après qu'on peut travailler sur la nature de l'alimentation pour essayer de la rendre le plus conforme aux habitudes préalables de la personne. Il faudrait donc installer une relation forte entre la personne qui prescrit le régime et celle qui le suit. Vous-même devez être capable de cette analyse. C'est ça la vraie personnalisation !

Dans le contexte actuel, bien sûr, c'est très difficile et je ne blâme personne. Les médecins généralistes sont totalement débordés et pas toujours au fait de ce qu'il faudrait faire sur le plan nutritionnel. Les nutritionnistes sont plus susceptibles d'agir ainsi, mais comment voulez-vous vraiment personnaliser un régime quand vous voyez la personne toutes les trois semaines ou tous les mois ? Une vraie personnalisation nécessite un interrogatoire prolongé et des réponses réellement authentiques, ce qui n'est pas toujours le cas. Il ne faut pas se contenter d'un simple interrogatoire alimentaire mais explorer la vie de la personne en face, y compris dans les domaines les plus secrets et les plus intimes. Il devient ensuite possible de procéder à l'élaboration d'un régime. Cela demande un peu plus que les classiques consultations de nutrition. Ce travail, vous êtes tout à fait en capacité de le faire vous-même. Vous pourrez ensuite utiliser les stratégies que j'ai développées dans *La Méthode Cohen* et vous consacrer uniquement aux différents modèles alimentaires pour perdre du poids.

Les dépressions

Dans les pages suivantes, je vais donc vous raconter des situations auxquelles j'ai été confronté dans lesquelles vous allez peut-être pouvoir vous retrouver. Dans ces cas, si je m'étais contenté de la simple demande d'amaigrissement sans chercher à aller plus loin, nous n'aurions jamais obtenu de résultat. Nous allons commencer par la dépression, que je classe en deux catégories : la vraie dépression et la dépression cachée.

La « vraie » dépression

Il n'est pas très difficile de diagnostiquer une « vraie » dépression. En voici quelques symptômes, dans le désordre : fatigue, manque d'énergie, problèmes de sommeil, diminution ou perte de l'intérêt sexuel, manifestations psychosomatiques diverses (malaises, maux de tête, douleurs dans le dos, les jambes ou l'estomac, etc.). On retrouve parfois une grande tristesse, un sentiment de culpabilité ou d'échec, une diminution de l'estime de soi, des difficultés à prendre des décisions, parfois même des pleurs. Cela peut aller, à un stade ultérieur, jusqu'à des pensées suicidaires.

Cette vraie dépression interdit, en principe, toute prise d'initiative telle que celle de maigrir. Cependant, si une personne dans ce cas vient me consulter en demandant un amaigrissement, cela traduit une volonté de changement. C'est le signe d'un début de guérison. Cela indique un désir de changement, donc de faire basculer son corps, habité par la dépression, dans un autre corps. Très souvent, les personnes qui arrivent avec cette maladie – car c'est bien une maladie – prétendent que la prise de poids a été causée par des médicaments. Bien sûr, c'est possible, mais ce n'est pas la seule raison. Quand on est sous certains antidépresseurs, la prise alimentaire n'est plus régulée par la faim. On pense, encore aujourd'hui, que les médicaments ont une action au niveau cérébral qui intensifierait l'appétit. Cependant on peut concevoir que l'alimentation a généré une forme de réconfort, a permis de se distancier des autres ou de se protéger comme avec une « couverture doudou » en augmentant la couche de graisse. Comme si ce tissu gras constituait une barrière pour amortir la violence de l'extérieur, une forme de traitement que l'on s'auto-administre.

Si vous vous contentez ici de donner une simple prescription alimentaire – je n'ose même plus appeler ça un régime –, vous passez à côté du message. Même avec le régime le plus intelligent de la terre, vous ne répondrez pas vraiment à la demande d'une assistance à la détresse. La prise de poids, dans ce cas, n'est qu'un symptôme et l'amaigrissement isolé ne résoudra pas le problème. Une consultation est l'occasion d'un échange qui peut permettre d'améliorer les choses, de mettre en évidence la cause sous-jacente de la prise de poids et d'essayer de la résoudre. Au cours de cette relation, la bienveillance que vous allez manifester, votre capacité à laisser la personne s'exprimer sur ses douleurs, vont lui permettre de ressentir un apaisement.

En toute transparence, vous n'avez pas vraiment besoin d'un médecin pour effectuer ce travail, vous pourriez le faire vous-même à condition de connaître les pistes les plus fréquentes. L'esprit humain est ainsi fait qu'il est capable de cacher au plus profond de son inconscient tout ce qu'il n'a pas envie de mettre en évidence. La mise en place du régime doit se faire en parallèle d'un accompagnement psychologique par soi-même ou avec une autre personne (tout peut convenir du moment qu'une relation intime s'installe) pour relier ces deux aspects l'un à l'autre. Il est d'usage de s'adresser à un psychiatre ou à un psychanalyste, mais les gens se connaissent eux-mêmes et s'ils choisissent de ne pas se tourner vers ces professionnels, quelle qu'en soit la raison, c'est qu'ils préfèrent s'adresser à quelqu'un qui va les aider à maigrir pour exprimer et essayer de calmer l'ensemble des douleurs dont ils sont victimes.

Les dépressions cachées

Ces dépressions sont de deux natures. Il y a les dépressions réactionnelles consécutives à un événement, facilement identifiables ou non. On trouve aussi des dépressions profondes qui remontent au passé, avec des souvenirs enfouis, des pensées inconscientes qui nécessitent vraiment un travail de fond sur l'ensemble de la vie de la personne. Quant à la dépression réactionnelle, elle se manifeste par une tristesse, des sentiments malheureux, une perte du goût de vivre lors de la survenue d'un événement ponctuel vécu douloureusement comme la perte de quelqu'un, un fait traumatisant, un accident professionnel ou familial. Dans ce cas, la mise en évidence de la relation entre la prise de poids et son origine permet de guérir de cette douleur et donc de réussir sa perte de poids.

L'hyperanxiété

Laissez-moi vous conter l'histoire de Marie-Claude et de sa dépression cachée née d'une hyperanxiété.

Marie-Claude a 64 ans, elle est à une année de sa retraite et se trouve trop grosse à son goût, me dit-elle. Ménopausée depuis un moment, elle vit seule car elle a divorcé il y a une quinzaine d'années. De son mariage sont nées deux filles, l'une habitant à Tours, l'autre à Nice. Elle n'a jamais retrouvé de compagnon, mais affirme qu'elle se suffit à elle-même et que, quand elle le peut, elle descend régulièrement en week-end chez l'une ou l'autre de ses filles. Elle n'a pas beaucoup d'amis, mais une seule qui lui est chère, bien malade en ce moment, et qu'elle ne peut pas voir aussi souvent qu'elle le voudrait.

Elle vient me voir pour maigrir. Elle pèse 62 kg pour 1 m 68, je la qualifierais d'un peu dodue, mais sans réel problème de surpoids et évidemment sans obésité. Face à moi, elle se déshabille et, en sous-vêtements, touche de façon assez nerveuse son corps, tantôt les cuisses tantôt le ventre, tantôt les bras. Elle s'évertue à me dire combien tous ses bourrelets sont disgracieux, à quel point son corps est laid, comme elle se « sent mal dans sa peau ». Elle doit absolument maigrir !

Je me contente de l'écouter et ne me risque surtout pas à contester sa demande car j'apprends à la connaître. Je comprends, à son attitude agitée, qu'il ne s'agit pas d'un simple problème cosmétique de surpoids. Pour commencer, je choisis de lui prescrire un menu correspondant plus à un modèle d'équilibrage alimentaire. C'est ce que j'appelle une formule d'attente, très proche de sa consommation énergétique, pour tester sa capacité à supporter une modification de son alimentation qui lui permettrait de perdre un peu de poids. Je pense qu'elle s'en rend compte et semble très satisfaite. Elle fixe son prochain rendez-vous à deux semaines plus tard, en m'expliquant qu'elle va tout suivre scrupuleusement.

Deux semaines plus tard, elle revient me consulter. Le régime n'est pas bien respecté. Non pas qu'il ne soit pas observé, mais au contraire il l'est de façon beaucoup plus stricte que ce que j'avais demandé. Elle a perdu 2 kg et demi en l'espace de 15 jours. Le résultat est tout à fait honorable, mais elle est insatisfaite. Elle retouche de façon nerveuse son corps et m'explique que tout ça doit absolument disparaître, qu'elle veut tout faire disparaître (un peu comme si elle cherchait à totalement s'effacer d'ailleurs). Nous commençons à discuter de sa vie. Je lui demande si elle est heureuse de prendre sa retraite dans quelque temps, elle fait une moue qui semble indiquer qu'elle est plutôt réservée sur le sujet. Je lui demande pourquoi. A-t-elle peur de se retrouver sans activité si elle arrête son travail et ne pas savoir quoi faire de son temps ? Elle hésite et me confirme que l'essentiel de son temps est consacré au travail et que sa plus grande réjouissance est de rendre visite, de temps en temps, à ses filles. Mais elle ne sait pas ce qui va se passer si elle demande à les voir plus fréquemment quand elle aura plus de temps. Sa vie sentimentale est totalement vide, elle a été échaudée par son expérience du mariage, mais aussi parce qu'elle n'a pas le temps de rencontrer un compagnon, affirme-t-elle. Son grand projet, c'est de déménager pour se rapprocher de sa fille à Tours, d'autant que l'une de ses sœurs habite dans le coin. C'est ça, la nouvelle motivation, me dit-elle, et elle veut maigrir pour être dans le meilleur état physique afin que ses filles soient fières d'elle.

Au fond, sa nervosité traduit une forme d'état de panique. Elle revient régulièrement en consultation (plus qu'il n'est nécessaire d'ailleurs) et maigrit de façon tout à fait satisfaisante mais seulement par moments. Elle reprend 500 g de temps en temps puis continue à maigrir, reprend à nouveau 500 g ou 1 kg. On bascule sans arrêt entre perte et reprise légère de poids. En bref, nous ne nous en sortons pas. Pourtant, le résultat est plutôt correct car elle a perdu l'équivalent de 7 à 8 kg en l'espace de quelques mois. Je ne vois pas comment aller beaucoup plus loin, d'ailleurs sur le plan esthétique, il sera difficile d'obtenir un meilleur résultat.

Cependant elle s'accroche à nos consultations et, chaque fois qu'elle vient, après les civilités d'usage, j'en apprends un peu plus sur sa sœur et sur ses filles. Elle a des reproches à adresser à tout le monde. Sa sœur, dit-elle, ne s'occupe pas d'elle et ne l'appelle jamais, contrairement à elle. Elle en veut également à ses filles qui ne la sollicitent jamais si elle ne décide pas de leur rendre visite. Elle n'est jamais invitée, même si elle reconnaît être bien reçue. Sur le plan sentimental, elle se déclare complètement dégoûtée, mais la pointe de dépit qu'elle laisse transparaître me laisse penser qu'elle ne rejetterait pas l'idée si elle se présentait.

Elle parle d'une libération à propos de sa retraite à venir, mais confirme adorer son travail et s'y sentir vraiment utile. Elle aura du mal à quitter à la fois les activités qui l'ont occupée mais aussi les personnes avec lesquelles elle a travaillé.

Lors de la dernière consultation avant son déménagement, je la trouve euphorique, complètement excitée. Elle est rassurée d'avoir trouvé son nouveau logement, a déjà empaqueté la quasi-totalité de ses affaires et s'en va très bientôt à Tours. Guillerette et bien heureuse, il ne lui reste plus, me dit-elle, qu'à régler son problème de poids, qui pourtant est déjà réglé. Cela me démontre que le sujet se trouve ailleurs : elle est en train de projeter sur son corps toutes ses interrogations et sentiments négatifs. Je ne la vois plus pendant plusieurs mois, jusqu'au jour où elle m'appelle depuis Tours pour prendre un rendez-vous et me parler car elle a repris tout son poids et doit de nouveau maigrir.

Le jour de la consultation, elle entre dans mon bureau avec un large sourire, monte sur la balance. Elle a probablement repris un peu moins d'un kilo, 700 ou 800 grammes si mes souvenirs sont bons. J'y vois la preuve qu'elle ne ressent pas vraiment le besoin de maigrir plus mais plutôt de me parler. Je lui demande à peine comment ça se passe à Tours qu'elle s'effondre en larmes. Depuis qu'elle y habite, cela fait quelques mois, elle n'a vu sa sœur que deux fois, c'est-à-dire moins que quand elle était en région parisienne. Elle essaie de voir sa fille régulièrement le week-end, mais elle sent bien que celle-ci trouve une échappatoire à chaque fois pour différer leur rencontre. Il faut dire qu'elle a sa propre vie et qu'elle n'a pas choisi d'avoir sa mère tout près d'elle en permanence. Marie-Claude n'aime pas les habitants de la ville de Tours, du coup elle ne les fréquente pas. Elle trouve son logement tout à fait désagréable et a décidé de revenir en région parisienne.

Il est l'heure de frapper un grand coup et je lui dis : « Marie-Claude, ça ne va pas du tout. En fait, je pense que vous faites une dépression et que vous n'osez pas l'avouer. » Entre deux sanglots, elle finit par me confier qu'effectivement elle est dépressive depuis longtemps. La réalité, avoue-t-elle, c'est qu'elle est seule, sans vie amoureuse, sans vie familiale, sans vie sociale. S'il n'y a plus le travail, quel intérêt présente sa vie ?

Au fond, je me dis que cette femme est une combattante. Elle a déjà affronté la plupart des difficultés qu'elle décrit. Elle a vécu seule avec peu de relations sociales, loin de ses enfants, sans vie conjugale et le travail lui a permis de lutter contre sa détresse. Puisqu'elle n'a plus son travail, elle a essayé de retrouver un centre d'intérêt, en l'occurrence l'amaigrissement. On fait comme on peut parfois pour trouver un sens aux choses et c'est très facile d'utiliser son propre corps.

Elle revient à Paris et nous décidons de nous voir plus régulièrement. En réalité, j'endosse la double casquette de conseiller de vie et de nutritionniste. Nous allons mettre au point un programme d'engagement social. Dans un premier temps, elle va recommencer à avoir une activité physique : marche, gymnastique, natation… Ce qu'elle veut, du moment qu'elle ne fait pas l'impasse sur l'exercice physique. Ce sera à la fois une occupation, un moyen pour peut-être rencontrer d'autres personnes et un challenge personnel qui pourra la valoriser.

Elle se rend dans la mairie de son quartier et se renseigne sur les activités associatives. Finalement, elle choisit de s'engager dans la vie politique et va tenir gracieusement une permanence municipale. Elle ne veut pas faire d'associatif car, dit-elle, elle se sent trop émotive. Elle préfère la politique pour essayer d'améliorer le bien-être de ses concitoyens. Pourquoi pas ! Pour moi, l'important est qu'elle se retrouve un but de vie. Je n'ai pas à choisir à sa place ce qu'elle doit faire. Il est vrai qu'en se replaçant dans un espace social, en l'occurrence la politique (mais ça aurait pu être n'importe quoi d'autre), elle recréera progressivement un tissu relationnel.

Nous allons avancer progressivement dans le temps jusqu'au jour où, quelques semaines plus tard, elle s'effondre à nouveau en me disant qu'elle n'y arrive pas. Elle a besoin d'assistance, d'un petit support chimique. Je lui prescris un complément alimentaire, parce que je pense qu'elle n'a pas réellement besoin d'une thérapeutique médicale lourde comme un antidépresseur. Ce complément alimentaire va lui servir, en quelque sorte, de point d'appui pour se relever et l'aider à entreprendre tout ce qu'elle a décidé. En l'avalant, effet placebo, elle retrouve de la motivation.

Progressivement, elle se relance dans une nouvelle routine de vie, pratique régulièrement une activité physique, s'implique dans la politique de la ville et de l'arrondissement dans lequel elle se trouve. Le sourire revient, elle ne pense même plus à repartir voir sa sœur ou ses filles. Elle est toute heureuse quand c'est l'une d'entre elles qui, justement, insiste pour qu'elle vienne passer le week-end.

Elle va bien, ne me demande plus de maigrir. Elle s'est réapproprié son corps en même temps que son esprit. Elle a perdu quelques kilos, mais ce n'est pas fondamental. Les quelques kilos supplémentaires resteront le symbole de la période où elle était malheureuse. Il m'est d'ailleurs arrivé de rencontrer des personnes qui disaient être dépressives à cause d'un surpoids. Pour certaines d'entre elles, le surpoids représentait une période mauvaise de leur vie, ce qui les angoissait et justifiait leur demande de perte de poids.

Décryptage

Marie-Claude a réussi à surmonter des situations qui la rendaient malheureuses. Elle a utilisé le travail pour rendre supportables la solitude, l'éloignement de ses enfants, le manque d'une vie relationnelle, l'absence de but de vie identifié. Elle a tenu bon parce qu'elle est vaillante mais a développé intérieurement un fond de mélancolie qui s'est exprimé quand, tout à coup, tout risquait de disparaître. Dans sa recherche d'un nouvel objectif, la panique l'a submergée, raison pour laquelle elle tripotait nerveusement son corps. Comme elle est vaillante, c'est à elle qu'elle en veut, d'où le transfert de son malaise sur son corps. Au bord de la falaise, elle a tenté de s'accrocher à quelque chose, l'amaigrissement. Ainsi, elle a pu éviter de consulter un psychiatre ou un psychologue, ce que redoute encore une grande partie de la population qui refuse d'accepter qu'un malaise puisse être apaisé par une médecine plus intellectuelle. Le régime, comme l'amaigrissement, comme le complément alimentaire ont été autant de barrières de protection érigées autour de son esprit pour retrouver toute son énergie, sa joie de vivre et sa sérénité.

Ce cas de figure évoque plus une hyperanxiété qui se transforme en dépression. Les prises de poids avaient lieu sous l'influence des montées d'anxiété et les pertes au moment où elle tentait de trouver de l'énergie pour combattre tout ce qui était négatif. C'est une situation que l'on retrouve fréquemment. Le pendant de cette histoire c'est lorsque manger sert à masquer une dépression.

Quand la nourriture sert à masquer la dépression

Clément est un adolescent de 15 ans atteint d'une forme légère d'autisme. Sa grand-mère m'a contacté pour tenter de le faire maigrir car, en l'espace d'un an, il a pris l'équivalent d'une vingtaine de kilos. Ce surpoids subit le gène, non seulement sur le plan physique mais aussi parce que c'est devenu le sujet de discussion favori en famille, une vraie obsession. À cause de lui, il ne réussit plus à pratiquer d'activités sportives, ce qui le met totalement à l'écart des autres enfants et contribue à majorer son isolement, ce qui, dans le cadre d'un autisme, n'est évidemment pas recommandé.

L'interrogatoire alimentaire révèle l'alimentation de n'importe quel jeune garçon livré à ses désirs, avec une consommation importante de gâteaux, bonbons et autres sucreries – la plupart du temps prises en dehors du domicile familial. Cependant, cette consommation s'est accentuée à partir d'une date très particulière, qui coïncide avec son changement d'établissement scolaire et son arrivée dans un lieu nouveau parmi de nouveaux camarades. Pourtant, ce changement avait plutôt été, en théorie, une bonne nouvelle puisqu'il était auparavant scolarisé dans une école spécialisée. Clément pouvait désormais rejoindre l'école de la République. Pour la famille, c'était tout de même assez rassurant de le voir quitter une école spécialisée pour rejoindre un établissement public.

La discussion démarre très sec : avant même que je puisse poser la moindre question, il déclare qu'il souhaite maigrir absolument et le plus rapidement possible. Je lui fais part de mon étonnement puisque son problème n'est pas ce qu'il mange mais plutôt ses pulsions de manger, qui se manifestent principalement pendant le temps scolaire, la nourriture étant parfaitement équilibrée chez ses parents. Si, comme il le dit, il a vraiment envie de maigrir, il sait très bien qu'il lui suffit d'éliminer tous les grignotages. Il est d'accord, mais il n'y arrive pas, m'explique-t-il. Il me raconte qu'à son arrivée dans son nouvel établissement, sur les conseils de sa grand-mère, il apportait des friandises de la maison pour en offrir espérant ainsi se faire des amis. Mais il n'a pas le temps de les distribuer puisqu'il les mange sur le trajet vers son école, par réflexe. Quand il arrive chez lui, il ressent le besoin de manger sinon il ne se sent pas bien, il a comme un poids sur la poitrine qui disparaît quand il mange.

Il n'y a dans la famille aucun antécédent particulier de surpoids, d'obésité, de trouble du comportement alimentaire. À la maison, il n'y a pas de conflit entre ses parents ou d'autres membres de la famille. La maman comme le papa font très attention à la nourriture de leurs enfants. Ces pulsions incontrôlables semblent plutôt correspondre à un événement ou une situation que nous ne connaissons pas. Ça fait partie du travail élémentaire quand on reçoit un enfant de l'interroger sur son intégration au milieu scolaire et sur son tissu amical et relationnel. Non, il n'a aucun ami à l'école, il n'aime pas les professeurs, il n'aime pas l'école, il n'aime rien dans cet établissement. Même pendant les récréations, il est tout seul et s'ennuie. Il rentre à pied chez lui sans compagnie également. Mais ce n'est pas grave, me confie-t-il, puisqu'il a promis de faire l'effort de continuer à suivre les cours là-bas. Je demande alors à la grand-mère de se renseigner auprès de ses professeurs. À la consultation suivante, elle me dit qu'elle a été surprise parce qu'ils lui ont expliqué que son petit-fils était très souvent à l'écart, faisait l'objet de moqueries et de railleries, en raison de ses résultats scolaires moyens et, désormais, de son poids.

Je devine que nous tenons probablement là la raison pour laquelle il demande à maigrir. Cependant en véritable Sherlock Holmes en herbe, je comprends qu'à son entrée dans cette école, il n'y avait pas de problème de surpoids. Mes consultations s'orientent alors plutôt vers des questionnements sur ses difficultés d'intégration. Je lui demande ce qu'il supporte le moins dans cette école. Il m'explique qu'on le frappe ; je m'en étonne car il est costaud et grand. Il se laisser frapper, me dit-il, parce que s'il répond, on va le frapper encore plus fort et il ne réussira jamais à se faire des amis. Il ajoute qu'il en a parlé à ses professeurs qui lui ont suggéré d'éviter de provoquer ses camarades et de se tenir à l'écart en attendant que ça se passe. Néanmoins, ils sont vraiment méchants car lorsqu'il a voulu être gentil avec eux et leur a donné des bonbons, personne n'en a voulu, prétendant qu'ils étaient probablement empoisonnés ! Quand je lui demande comment il a réagi, il me raconte qu'il a mangé tous les bonbons, pour ne pas faire de peine à sa grand-mère.

C'est la preuve pour moi que l'aliment est ici intervenu comme une transaction, en apportant un double profit. Il a mangé les bonbons pour ne pas avoir à en parler à sa grand-mère et la rassurer, par délicatesse. En même temps il s'est donné du plaisir avec le sucre et s'est convaincu tout seul que les bonbons n'étaient pas empoisonnés. J'apprendrai plus tard le troisième bénéfice qu'il en a retiré : en effet, après un début d'amaigrissement, il me demande si, moins gros, les coups ne risqueraient pas de lui faire plus mal qu'auparavant. Il avait donc utilisé la graisse pour amortir les coups et la douleur provoquée par la brutalité cruelle des autres enfants, autant sur le plan physique que psychologique.

Voilà un enfant qui a masqué sa dépression qui était la résultante du harcèlement subi à l'école. Il n'a pas pu en parler, car il n'a pas voulu gâcher l'euphorie et la joie de sa famille, d'autant qu'il sait qu'il doit rester dans cette école s'il veut progresser. Il a utilisé un moyen physique extrêmement simple en insérant une couche de graisse entre la paroi musculaire et les poings de ses camarades. Finalement, il s'est enfoui sous une couche de graisse tout en s'offrant un réconfort solitaire avec la nourriture. Un grand coup de chapeau à la directrice de l'école qui, alertée de la situation par les parents, a convoqué l'ensemble des élèves avec Clément, ce qu'on appelle en psychologie une réunion de groupe, pour que tout le monde s'exprime. L'attitude des camarades de Clément s'est inversée, et le régime n'a plus été nécessaire car il s'est finalement intégré à sa nouvelle école et a trouvé un cercle d'amis. Il n'a plus besoin de bonbons ou de sucre pour se rassurer et s'alimente à nouveau de façon tout à fait naturelle et normale.

Voilà comment on aurait pu facilement passer à côté du véritable problème en ne retenant que l'histoire d'un enfant dodu, que l'on met au régime avec un système de privations et chez qui on aurait, au contraire, amplifié les difficultés. On l'aurait privé du traitement qu'il s'était inventé pour résister non seulement à la douleur mentale qu'il éprouvait, mais aussi aux douleurs physiques qu'il encaissait. C'est bien la preuve que, derrière toute demande d'amaigrissement, peut se cacher autre chose et qu'il est donc indispensable d'avoir la curiosité de questionner l'ensemble de la vie des gens pour s'assurer de tout comprendre. Pourquoi a lieu la prise alimentaire ? Est-ce pour une simple raison d'appétit, d'envie de manger, de désir de jouissance ? N'est-ce pas une crise alimentaire qui intervient comme un médicament ? C'est une vraie question à se poser.

Décryptage

Cet enfant a été pris en étau. Il a créé de la joie chez des parents inquiets de sa maladie et s'efforce de leur faire plaisir. La responsabilité de rendre heureux sa famille pèse sur lui et la naïveté de la grand-mère qui veut lui offrir des amis avec des offrandes sucrées vient encore alourdir sa charge mentale. L'agressivité de ses nouveaux camarades occasionne un double traumatisme pour lui. Il en souffre personnellement et sait que cela ferait souffrir ses parents s'ils l'apprenaient. Il mange les bonbons pour cacher le fait qu'il ne les a pas distribués et calme ses propres douleurs en mangeant… les bonbons de sa grand-mère. La nature de tous ces conflits le fait basculer dans une forme de dépression typique chez l'enfant, qui ne se manifeste pas de la même façon que la dépression de l'adulte (voir page 71). Il lutte encore une fois, comme Marie-Claude dans la précédente histoire, utilise le tissu de graisse pour se protéger physiquement et mentalement, ainsi que la nourriture pour retrouver un équilibre des plaisirs qu'il a perdus.

Chaque histoire, chaque séquence de vie est différente, chaque événement a des conséquences différentes. Pourtant, il faut arrêter de considérer la nourriture comme un simple excès dans la recherche de plaisir ou comme un ennemi, mais bien comme un outil capable parfois de guérir les gens. À chacun de nous d'y faire face en ne négligeant rien.

Dans ce type de recherches, un des outils principaux est d'identifier la date à laquelle le surpoids a démarré. Ensuite, il faut se remémorer tous les événements qui se sont produits à cette période. Ce sont souvent de mauvaises associations entre les émotions ressenties et la nourriture qui peuvent provoquer un changement de comportement alimentaire. Cela ne se modifie pas avec un régime, mais plutôt en essayant de redonner à chaque chose sa véritable place.

Le vide, l'ennui, la solitude

Henry est un homme d'affaires brillant. Il faudrait plutôt dire qu'il était un homme d'affaires brillant, car il est retiré malgré son âge. Il n'a que 45 ans mais le rachat de sa société ne pouvait pas se refuser vu la somme d'argent qu'on lui en avait offert. Il s'est payé une maison de campagne, s'est fait construire une piscine intérieure et extérieure. Nous sommes au mois de septembre, il revient de vacances. Il a passé un mois aux États-Unis avec sa femme et ses enfants. Il a dû écourter ses vacances car les obligations professionnelles de sa femme les ont obligés à rentrer plus tôt. Ce n'était pas plus mal pour que les enfants puissent récupérer du décalage horaire. C'est ainsi qu'il entame notre entretien, en ponctuant ses propos de petits sourires et de quelques rires forcés, pour essayer de tisser une complicité avec moi. C'est un homme très agréable, très sociable. Sa capacité à se rendre sympathique me fait deviner qu'il a dû être un excellent commercial.

Il vient me voir pour une prise de poids qu'il ne comprend pas, car depuis qu'il a vendu sa société et qu'il a arrêté de travailler, il va régulièrement dans une salle de gymnastique. Il n'a plus besoin de travailler, il est vraiment riche. Mais, me dit-il au bout d'un moment, cet excès de poids le rend triste. Il se trouve mélancolique, n'a pas beaucoup d'énergie dans la journée. S'il arrive à éliminer cet excédent de poids, il est sûr qu'il va retrouver son appétit de vivre.

Sur un mode provocateur, je lui demande si le plus important n'est pas la tristesse qu'il ressent plutôt que le poids. Il ne me contredit pas, ce qui prouve que je vais dans le bon sens. Je lui demande de me détailler sa journée. Il essaie de se lever en même temps que sa femme, puis accompagne ses enfants ou plutôt un de ses enfants à l'école primaire. L'autre ne le veut plus puisqu'il vient de rentrer au collège et veut se sentir autonome. Quand il rentre chez lui, soit il achète un journal soit il s'informe en allumant la télévision sur une chaîne d'information. Il reprend un deuxième café et se rend à la salle de gym qui se situe à 50 mètres de chez lui. Et après ? Ma question le surprend presque, mais il m'explique que désormais il a pris l'habitude de se rendre dans son supermarché pour faire des courses et même parfois préparer à manger. C'est la belle vie, conclut-il ! Quand je lui demande ce qu'il fait l'après-midi, il me répond qu'il se trouve des occupations. Il a totalement arrêté de travailler, c'est une chance à son âge de ne plus avoir besoin de travailler. Il a des amis qu'il essaie de voir le plus souvent possible, le soir évidemment puisqu'ils travaillent beaucoup, et donc au restaurant. Forcément, c'est plus simple, ainsi personne n'a besoin de préparer le repas et ils ont tous les moyens, ils vont dans des restaurants plutôt gastronomiques.

Sur le plan alimentaire, il me raconte qu'il prend deux petits déjeuners, l'un avec son épouse et l'autre seul après avoir accompagné son enfant. À la salle de gym pour se donner de l'énergie, il apporte des barres de céréales et, quand il en sort, il part au supermarché faire des courses. Ça fait beaucoup rire ses copains de le savoir en train de courir entre les rayons du magasin. C'est fou, m'explique-t-il, le nombre de nouveaux aliments que l'on trouve désormais. C'est extrêmement tentant. Il en a marre des sandwiches, il en a trop mangé quand il avait sa société. Du coup, il achète des plats préparés qu'il trouve très bons ou alors, de temps en temps, il se fait plaisir avec les traiteurs qui sont autour de chez lui. Il a retrouvé le bon vieux temps de sa jeunesse et il prend un goûter. Il s'achète régulièrement quelques pâtisseries, il en ramène d'ailleurs à ses enfants pour leur quatre-heures. Avant, ce n'était pas pareil du tout, le matin il n'avait presque pas le temps de prendre un café, le midi c'était sandwich et le soir il était tellement fatigué qu'il ne pouvait pas sortir comme il en avait envie au restaurant. Il ne prenait jamais l'apéritif parce qu'il se sentait trop fatigué dans la soirée à cause du travail et le moindre verre d'alcool l'assommait complètement.

Sur le plan strictement alimentaire, il n'y a rien de très compliqué à comprendre. Il a modifié complètement ses habitudes et probablement doublé sa consommation calorique depuis la vente de sa société. *A priori*, rien de plus simple pour le faire maigrir que de recaler une alimentation normale et le laisser continuer le sport.

Trois semaines plus tard, je le revois un peu inquiet. Il a essayé de suivre le régime que je lui ai prescrit, pourtant très copieux, il en convient, mais impossible… « Pourtant, me dit-il, je suis un homme de grande volonté. J'ai toujours réalisé les challenges que je m'étais imposés. Mais alors là, impossible, je suis devenu complètement addict au sucre et si je passe devant la boulangerie, je ne peux pas m'empêcher de m'arrêter alors que vous m'avez dit d'arrêter tous les grignotages. » Je décide de lui reparler de sa mélancolie et lui demande s'il aime sa vie. Ma question l'étonne et il me dit que tout le monde souhaiterait pouvoir disposer de ses moyens financiers, sans aucune obligation professionnelle. Il n'a donc aucune raison de se plaindre. Je lui réponds que je suis d'accord, mais qu'il n'est pas obligé d'aimer cette vie parce que d'autres rêveraient de la vivre. J'insiste et je lui demande à nouveau s'il aime sa vie :

« C'est à vous que je pose la question, est-ce que vous aimez votre propre vie ?

— Pourquoi me dites-vous cela ? s'étonne-t-il.

— Parce que vous avez travaillé à 200 à l'heure, que vous tournez maintenant avec un rythme beaucoup plus réduit et que je ne trouve pas que vous avez des journées remplies. J'ai plutôt l'impression que vous essayez de faire passer le temps. Vous avez abandonné tous vos projets, vous me dites que vous avez des moments de tristesse et, au fond, la chose qui vous occupe le plus dans la journée, ce sont vos repas, vos achats alimentaires, vos passages à la boulangerie. Et votre vie de couple ? Vous en avez très peu parlé. »

Il hésite avant de m'expliquer que sa femme continue à travailler beaucoup, qu'elle est plutôt en petite forme quand elle rentre le soir et qu'elle se couche assez tôt. Mais comme il a le sens de l'autodérision, il me dit qu'il est devenu un vrai professionnel du cinéma et des séries sur son ordinateur. Ma vraie question arrive enfin, je lui demande s'il se sent seul. Après un long temps d'arrêt, il me répond : « Ah oui, vraiment désespérément seul. » Sa réponse est d'une brutalité incroyable en comparaison avec le reste de notre entretien. Il vient de cracher la vérité. C'était un homme qui avait une vie trépidante, remplie, et qui a besoin désormais de la remplir autrement. Mais avec quoi ?

Quand il a eu fini de comprendre les mécanismes de sa prise de poids, Henry a opéré un double changement. Il a d'abord modifié sa vie et retrouvé des activités moins trépidantes mais qui l'occupent quand même suffisamment pour satisfaire son besoin d'action. Il a perdu du poids progressivement au fur et à mesure de son adaptation à sa nouvelle vie. Il vient me voir en général tous les trois mois, comme pour une piqûre de rappel, pour que je le rassure. Il a enfin trouvé un véritable équilibre de vie, comme un poids équilibré.

Décryptage

Il y a une forte relation entre notre corps et notre esprit. Sans nous en rendre compte, nous sommes capables de créer des associations qui nous permettent de temps en temps de passer de l'un à l'autre, de façon inconsciente. Prenons l'exemple de l'estomac. C'est un organe vide que nous remplissons quand nous absorbons de la nourriture. Le départ d'une personne, la perte d'un être cher, la cessation d'une activité, le changement d'univers (un déménagement, par exemple) provoque, de temps en temps, un sentiment de vide. Par cet effet d'assimilation entre le physique et le psychique, on arrive à remplir le vide en remplissant son estomac. Et ce n'est pas une simplification sans valeur, mais plutôt un phénomène de conversion où la tentative pour combler le vide psychologique se transforme en remplissage corporel. Car si nous savons tous comment remplir un ventre vide, ce n'est pas aussi simple de remplir un vide psychologique.

Voilà pourquoi il est si facile, quand on se sent vide psychologiquement, de se soulager en se remplissant alimentairement. Cette association s'opère de manière inconsciente parce que nous avons des mots et des schémas qui se promènent dans notre cerveau, que nous pouvons coupler comme nous en avons envie, à tort ou à raison. Il suffit que ce couplage ne s'effectue pas de la bonne façon pour se retrouver à accomplir des gestes qui, s'ils peuvent souvent nous soulager, ont des effets qui ne sont pas innocents. Ainsi, au lieu de remplir le vide intellectuel par une rencontre avec une autre personne, une activité, l'écoute d'une musique, la lecture d'un livre, nous allons associer ces deux images, le vide psychologique et le vide de l'estomac, parce que les deux se sont croisés inopinément dans notre cerveau. Avec pour conséquence une prise de poids que nous ne souhaitions pas.

C'est pour cela d'ailleurs que tout le monde ne réagit pas de la même façon dans ce genre de situation. D'autres personnes pourront, au contraire, provoquer une similitude entre le vide ressenti et le vide qu'elles vont provoquer en arrêtant de manger. Le milieu familial a une forte influence sur tout cela. J'ai l'âge aujourd'hui de recevoir en consultation les enfants de mes premiers patients. Il m'arrive de temps en temps d'observer les mécanismes que j'avais observés chez un parent être reproduit par un enfant. On s'interroge parfois sur la génétique et la psychologie en se demandant si on ne transmet pas autant nos chromosomes que nos pensées ou nos habitudes à nos propres enfants.

Les choses changent sous l'influence de la nourriture moderne, mais au Vietnam par exemple, jusque dans les années 1980, manger était considéré comme une distraction. Les Vietnamiens, de l'époque en tout cas, pouvaient faire jusqu'à 7 repas par jour. Bien sûr, ce n'était pas toujours des vrais repas, plutôt des collations répétitives. Manger, préparer le repas reste une distraction et permet de faire passer le temps. Pendant les vacances, une grande partie de la journée est souvent consacrée aux courses alimentaires, à la préparation des plats et à la consommation du repas. Parmi les émissions de divertissement dans tous les pays du monde, on trouve désormais en bonne place la cuisine et tout ce qui concerne la nourriture. C'est la preuve que c'est une part importante de nos vies et pas seulement un souci commun comme certains vont le traiter de façon vulgaire.

La solitude a donc besoin de distraction pour ne pas devenir une souffrance. Manger reste une solution pour tromper à la fois l'ennui et la solitude. Prenons l'exemple des expressions : avoir « une vie pleine » ou « une journée bien remplie ». Cela met une nouvelle fois en avant la relation forte qui existe entre les mots de tous les jours et leur conversion en termes d'alimentation.

J'aurai l'occasion de vous raconter plus loin comment faire pour essayer de modifier cette situation, parce que, contrairement à ce qu'on croit, un désir de maigrir signifie qu'on subit les choses. Maigrir est un combat parce qu'on est souvent en contradiction avec soi-même. Par exemple, quand on se sent seul et qu'on utilise l'acte de manger pour tromper sa solitude ou l'ennui alors qu'en même temps on cherche à maigrir, un conflit apparaît. Outre souffrir de la situation, on ajoute alors un mal supplémentaire. Comment voulez-vous qu'un simple régime suffise à régler le problème ? Cela fait des années que l'on refuse de comprendre qu'il faut absolument lier les éléments les uns aux autres simplement pour essayer de vivre plus heureux. C'est pour cela que j'écris ce livre afin de vous aider à comprendre tous les mécanismes qui entrent en jeu et pour pouvoir vous apporter ensuite un certain nombre de solutions. Vous êtes capable d'y arriver, je suis intimement convaincu que vous vous connaissez beaucoup mieux vous-même qu'aucun médecin, thérapeute ou coach ne pourra jamais le faire. Il suffit de disposer des outils qui vous permettront de vous faire du bien.

L'abandon

L'abandon ou la sensation d'abandon est une forme de solitude affective. Comme le raconte Céline sur un de mes réseaux sociaux. Je vous livre ici son témoignage, tel quel.

« Bonjour, que le sujet de votre livre me parle ! Moi, je vis depuis toute petite avec ma carapace de graisse. J'associe le début de ma prise de poids avec le départ de ma maman pour son travail à Paris. J'avais neuf ans et ce jour-là, j'ai pris 10 ans de maturité et j'ai commencé à grignoter... Le syndrome de l'abandon ne m'a jamais quittée, j'ai dû vivre cet éloignement pendant deux ans et me débrouiller seule car mon papa était débordé de se retrouver lui aussi au quotidien avec deux enfants, seul. Que des mauvais choix dans ma vie amoureuse. Bref, c'est une carapace, un caractère dur qui ne montre rien, sauf un mal-être avec ma coque de graisse. Les gens ont beau me dire que je suis jolie et que je ne me vois pas comme je suis, à bientôt 49 ans, rien n'y fait. »

Dans cette situation, l'abandon ou sa perception laisse croire à la personne qu'elle ne vaut pas grand-chose. Elle peut grossir pour martyriser ce corps qu'elle rejette puisque personne ne s'intéresse à elle. Elle peut également le considérer comme indigne d'intérêt et ressentir en permanence du dégoût pour elle-même en amplifiant de plus en plus son autodévalorisation.

Le deuil, une douleur mais aussi le vide

La jeune femme dont je vais vous raconter l'histoire m'interpellait assez régulièrement sur Instagram pour me poser des questions sur la façon de manger, les aliments, la possibilité de faire tel ou tel régime. La fréquence de ses questions me laissait supposer qu'elle avait envie d'un contact régulier avec moi. Lorsque j'ai demandé à certains de me raconter leur histoire de poids, je me suis empressé de lui demander si elle accepterait elle aussi de me livrer son témoignage. Elle fut une des premières à me répondre. Voici donc le témoignage de Tassadit Siah, qui prouve que plus la ou les douleurs sont fortes plus on a besoin d'en parler.

« Comme beaucoup, ma prise de poids n'est pas forcément due à ce que je mange. Les régimes, j'en ai fait, j'ai appris avec Weight Watchers et une diététicienne près de chez moi à bien manger, équilibré, et comme un fait exprès, à chaque fois que j'ai une bonne perte de poids, que je suis dans la dynamique de progresser, bim, un deuil me frappe en plein cœur et me plombe.

Je l'ai vécu avec le décès de ma mère, partie suite à un cancer du pancréas foudroyant. Elle s'est éteinte en 2 mois, sans qu'on ait pu diagnostiquer ce qu'elle avait réellement. Comme elle avait de l'arthrose, les médecins se sont orientés vers cela, alors que le mal continuait à la ronger, et quand enfin ils ont posé le bon diagnostic, c'était trop tard. Le cancer était généralisé et elle est passée directement à la phase soins palliatifs. Cette souffrance lui faisait appeler la mort, qui ne voulait même pas d'elle, me disait-elle !

Chaque journée et chaque soir que j'ai passé auprès d'elle durant son agonie, j'ai cru avoir fait mon deuil, pour rebondir car mon père grand cardiaque se laissait mourir et risquait d'emporter avec lui ma sœur trisomique. J'ai donc remonté les manches, pas écouté ma douleur (ma mère était ma confidente malgré son état) pour que Papa reparte lui aussi et se raccroche à la vie. Ma sœur trisomique avait besoin de lui et nous aussi bien sûr !

Pendant cette épreuve, j'ai perdu 15 kg, je ne mangeais plus depuis l'hospitalisation de Maman. J'ai réussi à conserver cette perte plusieurs années. La ménopause est arrivée, puis Papa est tombé malade à son tour et nous a quittés d'un cancer de la prostate. J'ai mal vécu ce départ me retrouvant seule avec ma sœur. Ceux qui vous entourent les premiers temps reprennent progressivement le rythme de leur vie et les visites ou appels téléphoniques se font de plus en plus rares, y compris de mes frères et mes sœurs. Une prise de poids importante en découle de 2012 à 2018, due à cette solitude, et certainement au deuil de ma mère qui n'était pas terminé.

J'ai perdu avec votre programme 13 kg en 9 mois. […]

Le 3 septembre 2020, ma sœur nous a quittés dans son sommeil, à 55 ans, sans être malade. Ce fut la descente aux enfers, j'ai touché le fond. Je remonte parce que, bien sûr, je suis la tutrice de mon autre sœur trisomique et que je dois être forte pour elle, mais j'ai vraiment touché le fond. Ma fougue et l'envie de perdre ces kilos que j'avais jusqu'à son décès sont parties.

J'ai repris un peu de poids que je n'arrive pas à perdre, mon envie de sucré dans les moments tristes est revenue au galop. J'ai voulu reprendre maintes et maintes fois en me donnant un objectif et récupérer le poids d'avant le décès de ma sœur pour le mariage d'une cousine qui aura lieu fin octobre. J'étais très en colère contre moi. Je me suis remise sur les rails depuis la semaine dernière et j'essaie de tenir le cap. […]

La route est très longue, je le sais, mais je suis aussi convaincue que ces hauts et ces bas sont dus à tous ces deuils que je n'ai jamais su gérer.

Décryptage

Beaucoup d'interprétations sont possibles dans cette histoire dure. La mort laisse un vide et pour le remplir, puisque la personne n'est plus, on a recours à un mécanisme de transfert, on remplit son corps comme on peut à défaut d'autre chose. Une douleur, une peine, un chagrin fracturent les équilibres de vie que nous construisons. Pour retrouver un équilibre, il faut amplifier certains plaisirs, celui de la nourriture par exemple, pour compenser la perte. Des personnes se réfugient dans les médicaments, d'autres dans l'alcool, d'autres parfois dans le sport. La difficulté d'endosser une responsabilité, dans ce cas précis une sœur trisomique, ajoute une charge supplémentaire à porter. Comme elle se sent coupable d'exprimer sa peine, elle la signifie au travers de son corps et de son poids. La résignation qu'elle manifeste à un moment donné traduit surtout sa fatigue, sa lassitude. Comme elle a pu parler de tout cela et s'en rendre compte, elle a fini par regagner l'énergie de vivre pour elle-même et de retrouver son vrai corps. C'est ce qu'elle nous dit quand elle explique qu'elle va se reprendre et qu'elle va gagner.

Les associations de situations ou d'images qui fabriquent des réflexes ou des rituels

La nourriture est souvent associée au réconfort, à la récompense, au plaisir. Cette relation se forme très tôt, dès le sein de la mère qui offre chaleur, tendresse et sécurité lors de la tétée avec un lait plutôt sucré, qui favorise l'appétit du sucre tout au long de notre vie. C'est ce que nous faisons de façon spontanée en essayant de tromper les pleurs d'un enfant avec une sucrerie, de nous obstiner à associer son anniversaire avec des friandises et un gâteau. C'est aussi la vieille technique industrielle qui consiste à ajouter un peu de sucre dans un produit pour favoriser le désir de le consommer le plus souvent possible. La technique de certains restaurants qui offrent un cadeau à l'enfant pour lui faire associer nourriture et récompense pousse encore le raffinement un peu plus loin : c'est plus souvent pour la récompense qu'il redemande à ses parents de retourner dans le même restaurant. La nourriture est donc bienfaisante, apporte du bien-être. Mais si cette nourriture apporte du bien-être dans un moment traumatisant, on pourra alors, à chaque événement douloureux, se sentir forcé de manger en s'imaginant pouvoir retrouver ainsi le bien-être.

Charles est un jeune homme de 26 ans qui vient de se marier et qui, sur les conseils de sa femme, a décidé de se mettre au régime pour éliminer un surpoids plutôt ancien bien que modéré. Il est ce qu'on appelle « bien dans ses baskets ». *A priori* aucun problème particulier, il a une alimentation plutôt équilibrée si on ne considère pas avec trop de sévérité les apéritifs à répétition qu'il prend avec ses collègues ou ses amis tous les soirs. Sur le plan alimentaire, comme beaucoup de jeunes de son âge, il saute le petit déjeuner, mange près de son bureau soit sur le pouce soit dans un restaurant traditionnel, ne grignote jamais dans l'après-midi. Le soir après le travail, il prend sa pause apéritif et rentre chez lui pour un dîner très équilibré. Sa femme est une adepte du bien manger, cuisine maison, achète des produits de bonne qualité et contrôle parfaitement leurs repas à tous les deux, sans tomber dans l'excès en sachant se faire plaisir. Il n'a aucun antécédent génétique dans sa famille. Il est sportif mais sans excès.

Son problème, me dit-il, c'est la nourriture de la nuit. Je ne suis pas surpris car je connais les mangeurs nocturnes. Cela porte un nom en anglais *night eater syndrome* (« syndrome du mangeur de nuit »). Personne n'a vraiment apporté d'explication scientifique sur le sujet à ce jour. C'est un phénomène qui est apparu très tôt dans sa vie, dans son souvenir à peu près à l'âge de la puberté. Le rituel est assez précis : il se réveille en général vers 2 heures du matin, se dirige comme un somnambule vers la cuisine, répète à peu près régulièrement les mêmes gestes, il ouvre un placard ou le réfrigérateur, choisit un ou plusieurs aliments, les consomme puis retourne se coucher et trouve son sommeil jusqu'à la sonnerie de son réveil. Impossible de freiner ce mécanisme selon lui. Je lui propose d'expérimenter une technique comportementale. Je lui demande, avec l'aide de sa femme, de laisser sur la table tous les soirs une collation à faible densité calorique, un yaourt, un fruit, ou même quatre carrés de chocolat… Je ne lui interdis donc pas de manger la nuit mais je vais essayer de contrôler ce repas comme les autres.

Il me dit qu'il a honte de ce comportement et ne comprend pas pourquoi, à son domicile, il ne peut pas l'empêcher, alors qu'en vacances cela ne se produit jamais. C'est comme cela que je commence à m'orienter plutôt vers une affaire de psychologie que de métabolisme (un dérèglement de la circulation du sucre dans le sang, bref un problème de résistance à l'insuline, par exemple). Il est jeune et assez ouvert d'esprit, c'est pourquoi je lui demande d'essayer de trouver une relation entre un événement et les premières fois où il a adopté ce comportement alimentaire. Il maigrit assez régulièrement grâce à la maîtrise que nous avons instaurée de ce repas nocturne, mais tout de même pas très rapidement car il dérape assez régulièrement. Tout peut y passer selon ce qu'il trouve dans le réfrigérateur ou les placards. Il n'y a donc pas de relation entre la nature de l'alimentation et le fait de manger toutes les nuits. C'est l'acte lui-même qui a de la valeur.

Au cours d'une de nos consultations, il s'esclaffe en me disant qu'au fond je suis un névrosé.

« Pourquoi dis-tu cela (j'ai la fâcheuse habitude de tutoyer assez rapidement mes patients, héritage de mes années hospitalières…)

— Je ne sais pas, me répond-il, ça m'est venu tout seul.

— Ce n'est pas un comportement naturel de se réveiller pour manger sans vraiment le vouloir. Ça cache quelque chose. Réponds-moi vite et dis-moi, si je te dis le mot « nuit », qu'est-ce que cela t'évoque.

La réponse sort immédiatement :

« La peur.

— Pourquoi la peur ?

— J'ai peur la nuit, me dit-il, je pense à la mort, j'ai peur de disparaître, de ne plus exister. Ça me terrorise. »

Un début de piste apparaît. Je lui demande de m'en dire plus :

« Quand j'étais petit, j'avais déjà cette peur et la seule chose que j'ai trouvé pour la guérir, c'était d'aller en cachette dans le salon chez mes parents et de me verser un dé à coudre d'alcool de cerise. C'était grâce à ce petit verre d'alcool que j'arrivais à reprendre le sommeil sans cette terreur.

— Oui, mais aujourd'hui tu manges, tu ne bois pas d'alcool.

— En réalité, m'explique-t-il, j'avais arrêté l'alcool parce que j'avais peur que mes parents s'en rendent compte et puis je trouvais ça honteux de boire la nuit comme si j'étais un jeune alcoolique. J'avais fini par me rendre compte que le simple fait de manger un morceau de pain qui traînait sur la table pour le petit déjeuner me suffisait. J'ai l'impression que depuis ce jour je n'ai jamais arrêté. »

Voilà déjà une bonne découverte et je lui demande de réfléchir à la raison de cette terreur de la mort qui survient exclusivement la nuit. Il revient quelque temps plus tard en me disant qu'il a l'impression, après avoir réfléchi, que tous les décès qui l'ont fait souffrir se sont produits généralement la nuit. La nouvelle de la mort de son grand-père paternel est survenue une nuit, celle de sa grand-mère maternelle également. Quand son père a été hospitalisé, le Samu était arrivé en pleine nuit en le réveillant. La nuit est assimilée à la mort et à la peur pour lui.

À ce stade, il manque quand même encore le rapport à la nourriture. À la façon de l'enquêteur qui vient de découvrir l'auteur d'un méfait, il lève le poing et me dit : « J'ai trouvé ! » Chaque fois qu'un événement morbide nocturne se produisait, toute la famille se réunissait autour de la table pour en discuter. Probablement par réflexe, sa mère ou son père déposait sur la table de la nourriture, sucrée ou salée, que l'on consommait tout en se consolant, en évaluant la situation, bref le moment où on apaisait le choc de l'annonce douloureuse. La séquence qu'il avait développée était donc celle d'un réveil terrorisant avec l'impact d'une mauvaise nouvelle, suivi d'un instant d'apaisement provoqué non pas par la discussion avec les parents mais, selon lui, par la nourriture, puisqu'il n'avait pas la maturité de rentrer dans le débat à son jeune âge.

Cette peur de la mort et d'une annonce brutale n'a jamais guéri. La terreur a été tellement grande qu'il tente de la prévenir depuis ce jour. Il a fabriqué un rituel qui ne le quitte pas et lui donne un sentiment de protection. En mangeant, il élimine la séquence qui précédait le repas de la nuit, celle où avait lieu l'annonce terrifiante. Il s'est fabriqué un imaginaire qui consiste à se dire que s'il mange, rien ne se passera. Manger signifie, pour lui, vivre. S'il arrête de manger, il risque de retrouver cet instant de panique à la pensée de la mort, voire peut-être de provoquer la mort d'un proche. Voilà ce qu'il a fabriqué sur le plan psychique et comment la nourriture est devenue pour lui un talisman pour se protéger.

Décryptage

Essayons de reconstituer le schéma. Le premier signal consiste en une peur, une angoisse, un traumatisme. Concomitamment à ce signal survient une prise alimentaire. Au troisième temps arrivent l'apaisement, le refoulement de l'angoisse et la fin du traumatisme. Il est facile d'associer une prise alimentaire à la cessation de toutes les émotions négatives. Je viens donc de créer une relation entre manger et retrouver bien-être et équilibre. C'est ce que j'appelle les images associées. On les retrouve régulièrement. Cette petite fille qui a eu la tristesse de voir un chat s'écraser au sol devant elle, puis s'est retrouvée dans une pâtisserie où sa mère lui a offert quelques bonbons pour calmer ses pleurs, vient de se faire croire que ce sont les bonbons qui lui permettent d'éviter d'avoir de la peine. À chaque événement pénible de sa vie elle pourra avoir le réflexe de manger un aliment pour se soulager.

Je me souviens également de l'histoire de ce petit garçon qui souffrait d'un asthme nocturne. Il se réveillait en pleine nuit, ayant le sentiment d'étouffer jusqu'à ce que sa mère arrive pour le soulager avec un médicament. Ce médicament était tellement puissant qu'il le faisait vomir avant de stopper sa crise d'asthme. Sa mère, une fois la crise passée, en pleine nuit lui servait un mini-repas de plus « pour, disait-elle, qu'il ne dorme pas le ventre vide ». Lui-même n'a pas associé sa guérison aux médicaments mais à la nourriture. Tout réveil nocturne, tout sentiment de peur inexpliquée, toute sensation d'oppression réveillent ces vieilles images et le poussent à manger même s'il n'a pas faim. La nourriture devient alors un grigri, un fétiche qui sert de protection. Le problème, quand toutes ces choses arrivent dans la petite enfance, est que l'ordre dans lesquelles elles se sont succédé peut s'inverser : les images circulent dans notre esprit et nous les oublions. De là surviennent certaines situations confuses.

La grossesse

S'il y a une situation type qui permet d'illustrer la capacité que nous avons à transformer des images et des symboles pour exprimer des sentiments en utilisant notre corps, le désir de grossesse et la prise de poids en sont probablement une des plus fortes caricatures.

L'histoire qui va suivre est une des nombreuses sur ce thème que j'ai vécues dans mon bureau. C'est celle qui m'a le plus touché.

Un couple plutôt jeune s'avance vers mon bureau puisqu'il est l'heure de la consultation. Elle est vraiment ravissante, un joli visage encadré par une chevelure épaisse tirant sur le roux, pas très grosse, mais quand même enrobée, un peu plus sur le ventre d'ailleurs. Elle est habillée d'une robe noire évasée. On ne sait jamais, elle attend peut-être un enfant ! C'est lui qui prend la parole pour m'expliquer qu'ils sont venus me voir car sa femme a besoin de maigrir. C'est sur les conseils de la gynécologue, qui pense qu'une des raisons pour lesquelles ils n'arrivent pas à concevoir l'enfant qu'ils désirent est l'excédent de poids. Il est fréquent que des obstétriciens m'adressent leurs patientes pour essayer de les faire maigrir afin qu'elles puissent tomber enceintes. En général, ce sont des femmes d'un poids largement supérieur à celui de Natacha, ma patiente du jour.

Je ne comprends pas très bien la raison pour laquelle seul le mari s'adresse à moi pendant que Natacha reste silencieuse. « Nous voulons vraiment avoir un enfant, ça fait un moment que nous essayons et rien n'y fait, ça n'arrive pas. Nous nous sommes mariés il y a cinq ans, au bout de deux ans nous avons décidé de faire appel aux services d'un médecin. Nous avons tout essayé, les fécondations *in vitro*, les inséminations artificielles, les traitements à répétition. Nous avons besoin de savoir si je n'aurais jamais d'enfants. » Cette dernière phrase est difficile à entendre, autant pour moi que pour Natacha. En général, on a un enfant à deux, mais là il vient d'exprimer que l'enfant qu'ils essaient de concevoir est au fond pour lui. Peut-être est-ce une erreur ?

« En plus, me dit-il, depuis cette période ma femme a grossi et il semble que ce soit un des facteurs qui empêchent la grossesse. » Les gynécologues sont en effet persuadés que cela fait partie des possibilités mais, en général, cela concerne des personnes dont le surpoids est plutôt conséquent. Sans en faire une généralité, disons qu'il s'agit, la plupart du temps, d'une vingtaine de kilos en trop. En l'occurrence, ce n'est pas du tout le cas puisque cette femme a pris 10 kg en trois ans, alors qu'elle était mince auparavant. Elle est en léger surpoids sans plus. Je n'avais pas de raison de creuser fort pour rechercher des facteurs psychologiques cachés, en dehors peut-être d'un syndrome de détresse minime qui aurait pu la faire manger ou à cause des médicaments qu'elle prenait ou de la tension qu'elle devait ressentir.

Un régime est mis en place, assez simple, avec pour objectif une perte de poids de 3 kg par mois. Le problème devrait être rapidement résolu chez une femme active n'ayant précédemment jamais connu de problème de poids et s'alimentant déjà de façon très saine. Ce n'est pourtant pas du tout ce qui se passe. Un mois plus tard, aucune perte de poids. Le mari est encore venu cette fois-ci et ne cache pas sa contrariété. Il est plutôt agressif avec moi, laissant sous-entendre que ce sont peut-être mes soins qui sont responsables. Je change le modèle alimentaire et tente un régime très limité en sucre.

Je leur donne rendez-vous 15 jours plus tard, un peu plus rapidement que prévu. Il y a un problème, le mari ne sera pas là en raison d'un déplacement prévu depuis fort longtemps. Ce n'est pas grave, je peux voir son épouse sans lui, elle pourra lui raconter la consultation. Ça ne lui plaît pas beaucoup mais il est bien obligé d'accepter. Elle revient donc seule la fois suivante. Toujours pas de perte de poids ! C'est complètement incompréhensible. Je me demande si elle ne mange pas en cachette, si elle ne se trompe pas dans la pratique du régime. Je la trouve honnête et je suis à peu près sûr qu'elle fait tout bien. « Ça serait une vraie catastrophe si vous n'arriviez pas avoir un enfant ? », je l'interroge. Le pronostic, en effet, devient plutôt négatif quand, après trois ans de suivi chez les meilleurs médecins et avec tous les traitements utilisés, rien ne se passe.

« Bien sûr que ça ne me ferait pas plaisir, me dit-elle, mais pour mon mari, on peut dire que ce serait la fin du monde. Si nous ne réussissons pas à avoir cette enfant, je pense qu'il va divorcer.

— Sérieux ?

— Oui, vous ne vous imaginez pas combien il en a besoin.

— Ça correspond à quoi ?

— Mon mari est le prototype de l'homme parfait. Il est charmant, séducteur, gentil, romantique. J'ai fait un vrai mariage d'amour. Il m'aime et je l'aime, mais l'absence de maternité fout tout en l'air. Il a l'habitude de réussir tout ce qu'il entreprend. Pendant ses études, il a été leader de toutes les universités par lesquelles il est passé. Il a décroché le meilleur job, en outre avec des perspectives énormes, de tous ses amis et relations. Ne pas avoir un enfant, il le vit comme un échec personnel. Son caractère s'est modifié progressivement, il devient plutôt agressif avec moi, ne s'intéresse pas à ce que je pense. Je peux vous dire que sa phrase type c'est : « Un couple sans enfant, c'est l'échec d'une vie. » Chaque fois qu'il dit ça, je trouve un moyen pour me trouver seule, je pleure sans le lui montrer car je suis sûre qu'il va divorcer. Vous êtes ma dernière chance ! »

À mon tour, je lui explique que je n'ai absolument pas la garantie que perdre le peu de kilos qu'elle a en trop suffise à la faire tomber enceinte. Mais ça vaut le coup d'essayer. Je l'interroge, est-elle bien sûre de suivre le régime correctement ? La plupart du temps les gens se trompent sur les rations, les assaisonnements et les grignotages. Respecte-t-elle bien mes préconisations ? Je lui demande de tenir un carnet alimentaire pendant une semaine et de me l'envoyer par mail.

Une semaine plus tard, je lis ce qu'elle a consciencieusement noté les sept jours précédents. L'erreur me saute aux yeux, la quantité de matière grasse dans les assaisonnements et dans les cuissons ne correspond absolument pas à ce que je lui ai prescrit. Quand elle revient me voir, je mets en évidence ce que je viens de découvrir. Elle est d'accord et me dit que si elle a augmenté les matières grasses c'est parce qu'elle a lu plein d'articles qui expliquent qu'une insuffisance de matière grasse peut parfois empêcher une grossesse.

À la consultation suivante, elle revient avec son mari. Elle a perdu 2,5 kg, ce qui est bien mais elle ne semble pas satisfaite. Le mari montre un fort agacement, lui fait des reproches. « Ça fait deux mois de perdus, si tu avais écouté ce que t'a dit le médecin, ça aurait été quand même plus intelligent. » Pour cette femme qui a de la peine car elle n'arrive pas à avoir un enfant et craint le divorce, c'est vraiment très agressif. Il m'énerve vraiment beaucoup. Du coup, même si je ne dois pas lui rentrer dedans, je lui dis : « Je ne crois pas que ça l'aide beaucoup de lui faire en permanence des reproches, c'est déjà assez difficile de suivre un régime dans une situation un peu angoissante, j'ai besoin qu'on la soutienne, pas qu'on l'enfonce. »

Franchement, avec cette déclaration, j'ai joué mon va-tout et ça pourrait très mal tourner. Au contraire, il est déstabilisé, s'excuse et me demande si je veux qu'il sorte. Je l'y encourage et poursuis la consultation en tête-à-tête avec elle. « Vous avez vu, c'est comme ça tout le temps, ça m'oppresse, ça m'angoisse, je suis sur le qui-vive en permanence. [...] Je perds le sommeil, si ça continue je vais faire une dépression. J'ai vraiment du mal à suivre le régime, je crois que je n'y arrive pas, je vais tout arrêter, les traitements, le régime et, tant pis, on va divorcer. [...] La seule chose qui me protège aujourd'hui, c'est ma graisse, je suis sûre que tant que je suis comme ça, il ne voudra pas divorcer car c'est quand même un peu de sa faute. [...] C'est un homme de devoir et, si j'ai grossi, c'est à cause de tous ces traitements qu'il a voulus lui, donc ça va le faire culpabiliser. »

Et c'est là qu'elle commet le lapsus qui va lui permettre de comprendre et de me faire comprendre. Elle prend son ventre à pleine main et me dit :

« De toute façon, cette grossesse si on divorce, elle partira toute seule.

— Vous avez dit grossesse et pas grosseur », je m'esclaffe.

Elle ne comprend pas sur le moment, me dit que c'est pareil, que je me suis juste trompé. Mais ce lapsus a de la valeur. Utiliser un mot pour un autre dans un contexte comme celui-là porte une véritable signification. La réalité, c'est qu'elle a intérêt à rester grosse ce qui lui permet de mimer la grossesse qu'elle n'arrive pas à avoir. En faisant cela, elle garde son mari, elle le fait patienter.

Depuis le début, je sais que ce n'est pas en lui faisant perdre du poids qu'elle pourra avoir un enfant mais je joue sur des mécanismes psychologiques de façon un peu placebo. Chez certaines femmes quand le diagnostic d'absence de grossesse ne trouve aucune explication, on a tendance à penser qu'il s'agit de mécanismes psychologiques, ou d'un stress, surtout en l'absence de problème de surpoids. En prescrivant un régime, je gagne du temps et je fais croire que c'est cela qui permettra d'avoir l'enfant désiré. J'agis ainsi surtout quand la perte de poids n'est pas suffisante pour imaginer qu'elle sera tout de même bénéfique pour la grossesse.

Dans d'autres cas, effectivement en présence d'un vrai surpoids, cela fonctionne très bien. La fois suivante, je convoque le mari et je décide de jouer cartes sur table.

Impossible de continuer comme ça, ce n'est pas très honnête… et pas très efficace non plus. Je décide de lui parler en tête-à-tête, pour le mettre vraiment face à la situation.

« Voilà, je vais vous dire la vérité. Je ne suis absolument pas sûr que si elle maigrit, j'augmente considérablement les chances de votre femme de tomber enceinte. Par contre je pense que le niveau de stress et de pression qu'elle porte est vraiment un facteur négatif pour qu'elle tombe enceinte. » Il a changé de comportement, est beaucoup plus ouvert et on peut discuter de façon détendue.

« Oui, je vois bien qu'elle est stressée, mais je n'arrive pas à faire grand-chose pour la détendre.

— Vous lui avez dit que vous arriveriez à supporter de ne pas avoir d'enfants, si cela arrivait dans le pire des cas ? Ce qui n'est pas encore fait, bien sûr ?

— Non, mais c'est évident ! Je l'aime plus que tout, au pire on adoptera, il y a plein d'autres méthodes. Je suis prêt à aller au bout du monde et on est capables d'aimer et élever un enfant même s'il n'est pas le nôtre !

— Elle le sait ? Vous le lui avez dit ?

— Je ne sais pas, je ne crois pas l'avoir dit, mais enfin c'est tellement évident !

— Eh bien, je vous suggère de le lui dire, je pense que ça lui fera du bien. »

C'est ce qui s'est passé ensuite, m'a raconté Natacha. Ils ont eu une explication au cours de laquelle il lui a tout redit. Bien sûr qu'il faisait tout pour avoir un enfant, bien sûr qu'elle ne voulait rien lâcher, il pensait qu'en surmotivant sa femme, leurs chances augmenteraient. Mais en définitive, loin de motiver, il l'a profondément angoissée. Elle avait fabriqué ce scénario qui, en l'absence de maternité, la conduirait au divorce. Rien ne ressemblait plus à la grosseur que la grossesse et c'était le formidable lapsus qu'elle avait laissé passer au cours d'une consultation. Elle avait intérêt à rester grosse pour ressembler à une femme enceinte, ainsi elle se plaçait dans la situation d'une femme qui attend un enfant et son mari ne la quittait pas. Inconsciemment il ne fallait surtout pas maigrir, et c'est pourquoi elle se trouvait des tas de raisons pour manger plus que ce que je lui avais prescrit et conserver un tour de taille ressemblant à celui d'une grossesse. Son mari l'a complètement rassurée en lui disant qu'elle était la femme de sa vie, qu'il était désolé de lui avoir mis une telle pression. Au pire, ils trouveraient une autre solution. Il y en avait marre de tous ces traitements qui n'avaient servi à rien puisqu'il n'y avait aucun problème identifiable. À quoi bon, disait-il, prendre des médicaments si on ne soignait rien !

Quelques mois plus tard, Natacha est revenue pour que je suive… sa grossesse. Une fois libérée de ses propres angoisses, de la pression de son mari et de l'interminable parcours médical qu'elle suivait, son corps s'est ouvert à la grossesse et a fini par remplacer la graisse par leurs futurs enfants.

Décryptage

Dans cette situation le corps a servi à manifester à la fois le désir de Natacha et à la protéger de sa peur. Quand quelqu'un est en surpoids, tout le monde regarde l'excédent de graisse, et il est difficile d'imaginer que le corps puisse constituer un moyen d'expression ou de protection. C'est incroyable de pouvoir grossir juste pour incarner une situation, et cela illustre bien les propriétés particulières de notre inconscient.

Dans l'imaginaire de Natacha, la meilleure incarnation de la grossesse était la prise de poids. Elle a mélangé les deux, les a inversés et s'est figurée qu'en situation de prise de poids, elle était en quelque sorte en train d'attendre un enfant. Comme elle craignait que son mari ne veuille divorcer, elle a fait comme si elle était enceinte pour pouvoir rester mariée.

Si cette situation est caricaturale, elle pourrait se reproduire, quel que soit le sujet. Que la graisse soit utile, qu'elle incarne quelque chose ou qu'elle serve de paravent à un problème, on peut se faire grossir en mangeant non pas pour se nourrir mais pour fabriquer une autre image de soi. Évidemment, le régime ne servait absolument à rien, si ce n'est à permettre d'ouvrir une discussion et à traiter un sujet jusque-là soigneusement enfoui dans la graisse.

Beaucoup de gens acceptent qu'on ne traite pas tout ce qui se cache derrière une prise de poids parce qu'au fond, ça les arrange. Ils utilisent le poids pour cacher quelque chose, soulager une douleur, ne pas avouer une chose qu'ils imaginent honteuse. Le médecin est censé être celui qui va les guérir, leur permettre de continuer à ne rien avouer, en leur prescrivant un régime. On continuera à dire que c'est le poids le problème, avec l'assentiment du médecin, qui sert en quelque sorte d'alibi. Finalement, cela les arrange, même si ça ne marche pas. En conservant leur secret, ils conservent leur graisse et inversement.

Les dates anniversaires

C'est au travers d'une petite histoire que j'ai découvert la relation entre les dates anniversaires et les prises de poids à répétition.

Elle attend sagement dans ma salle d'attente, son sac posé bien à plat sur ses genoux. Elle a les cheveux courts, probablement une petite taille de l'endroit où je la vois. Elle est plutôt « boulotte » sans être en fort surpoids ou obèse. Elle doit avoir entre 55 et 65 ans. En tout cas, elle ressemble à beaucoup d'autres de mes patientes. Elle ajuste régulièrement ses lunettes sur son nez et ne manifeste aucune impatience. On a l'impression qu'elle se sent bien dans la salle d'attente. Une fois dans mon bureau, après les civilités d'usage, Fernanda m'explique venir me rencontrer pour l'aider à reperdre du poids. Nous sommes le 19 décembre, c'est rarement une période où l'on commence un régime ou un contrôle diététique mais, parfois, cela rassure les gens de savoir à l'avance quoi faire en début d'année. C'est une forme de prévention anticipée. L'utilisation des termes « reperdre du poids » m'interpelle et suscite ma curiosité, je lui demande de préciser les choses.

« Oui j'ai perdu du poids en début d'année après un régime en mars et en avril, mais, depuis le mois de décembre, je n'arrête pas de grossir. Ça me fait peur et je veux que ça s'arrête.

— C'était la première fois que vous preniez du poids ?

— Oui jusqu'à mes 60 ans, j'ai toujours conservé le même poids, mais je vous assure, je ne fais pas d'excès. En tout cas, je n'en ai pas l'impression.

— Combien de kilos voulez-vous perdre ?

— Minimum 10 kg et si possible 12.

— En combien de temps les avez-vous pris ?

— Ça a commencé l'année dernière en fin d'année et c'est d'ailleurs pour ça que je me suis mise au régime au mois de mars, quand j'ai vu que j'avais pris environ 6 kg.

— Vous me dites que vous avez pris 6 kg par rapport à un poids qui a toujours été le même toute votre vie et, aujourd'hui, vous souhaitez perdre le double de cette prise de poids ? Pourquoi cette demande ?

— Je ne sais pas, j'ai l'impression que je me sentirais mieux. J'ai justement perdu 10 kg entre le mois de mars et la fin du mois de mai et je me sentais mieux. »

Je n'ai pas l'habitude de juger les gens, de donner des leçons de morale, mais mon rôle consiste à les guider le mieux possible. Parfois avec une perte de poids supplémentaire, on peut se sentir mieux dans sa peau, plus actif, plus alerte… On verra. Lors de cette première consultation, rien ne m'apparaît intrigant, je me contente donc de lui donner un régime raisonnable avec une perte de poids de l'ordre de 3 à 4 kg par mois en lui fixant rendez-vous un mois plus tard. Et je ne la vois plus !

Mi-décembre de l'année suivante, Fernanda revient me voir. Elle a la même apparence, le même comportement impassible dans la salle d'attente et, surtout, elle semble avoir exactement le même poids que l'année précédente. Peut-être n'a-t-elle pas suivi le régime ? Peut-être n'a-t-elle réussi à le suivre ? C'est le début de notre conversation.

« Alors, ça ne s'est pas bien passé, vous n'avez pas réussi à maigrir ?

— Ah, mais oui, Docteur, j'avais bien maigri mais j'ai tout repris.

— Combien de poids aviez-vous perdu ?

— J'avais tout perdu, 11 kg en trois mois, c'était formidable. J'ai passé des vacances extraordinaires au Portugal, j'ai marché, j'ai vu mes sœurs. Mais j'ai tout repris depuis le mois de novembre. »

Ça me paraît très confus. Après une perte de poids en général, quand on part en vacances dans un milieu extrêmement convivial et sans stress, il n'est pas rare de reprendre. On n'attend pas le mois de novembre pour reprendre du poids. C'est ce qui me met en alerte et c'est pour cela que je commence à l'interroger sur sa vie. Elle vit seule, travaille comme gardienne dans un immeuble depuis très longtemps. Elle a divorcé à la naissance de son fils. Son fils, me dit-elle, qui était tout pour elle. Elle en parle à l'imparfait, ce qui me surprend. Je lui demande si elle le voit souvent. Elle baisse la tête pour cacher ses larmes. C'est le drame de sa vie, il est décédé après avoir passé de nombreuses semaines en réanimation, dans un accident de voiture alors qu'il revenait du Portugal où il avait fait quelques travaux dans leur maison de famille. Il est décédé la dernière semaine de novembre de l'année précédente à 30 ans. Cette année-là, même si le lecteur l'a déjà compris, j'ai simplement eu avec elle une consultation tendre, amicale, compassionnelle. Nous avons repris le même régime que l'année précédente avec toujours l'idée de se voir un mois plus tard. Bien entendu, je ne l'ai pas revue.

Mais comme on le devine, je la revois quasiment au jour près l'année suivante.

« Comment ça va ?

— Ça va mieux, mais j'ai passé un très mauvais mois de novembre et je sors la tête de l'eau depuis seulement quelques jours.

— Et bien sûr, vous avez repris tout le poids que vous aviez perdu, comme à l'accoutumée, avant l'été.

— Oui, c'est incroyable, je n'y arrive pas. Dès qu'arrive le mois de novembre, je suis prise d'une envie de manger incroyable. »

Les choses deviennent très claires d'un seul coup, comme vous l'aurez vraisemblablement compris. Le mois de novembre marque l'anniversaire de la plus grande douleur de sa vie. Quand l'accident est arrivé, entre la solitude et le vide de l'absence de son fils, même encore vivant, son unique médicament a été la nourriture. L'acte de manger de façon compulsive répondait à l'anxiété qu'elle n'arrivait pas à calmer quand son fils était dans le coma. C'est une façon d'anesthésier sa pensée et de s'offrir une récompense pour l'équilibrer avec la profonde douleur. Mais il faut manger beaucoup, car la douleur est permanente. Quand on prescrit un médicament à quelqu'un qui souffre, à la moindre douleur, il est tenté de le reprendre, même s'il dépasse la dose recommandée, par peur de la souffrance. Il en est de même avec l'aliment. Si on a réussi à apaiser une douleur en l'associant, de façon fortuite, à une prise alimentaire, la tentation sera grande d'en manger pour éviter de souffrir de nouveau, parfois même de façon préventive. C'est pour cela qu'elle n'arrive pas à s'arrêter de manger à cette période.

On commémore en général les anniversaires de décès comme les anniversaires de naissance dans beaucoup de civilisations. Pour Fernanda, chaque nouveau mois de novembre est en quelque sorte l'anniversaire du décès du fils qu'elle aimait tant et qui lui manque. Elle revit chaque année les événements écoulés. Elle les revit tellement bien qu'elle calque à chaque fois à l'identique toutes les conditions de ces deux mois terribles. Elle se remet exactement dans la même situation et revit les mêmes moments. La douleur de la perte d'un enfant ne s'efface pas facilement, c'est une des pires choses de la vie. On ne peut pas lui demander de faire un deuil rapide mais elle se bat, d'ailleurs comme elle s'est battue la première fois. Sa demande d'amaigrissement correspond à une tentative de se remettre dans la vie, mais chaque mois de novembre elle replonge dans l'horreur. Elle répète d'année en année le même scénario. Le début de la prise de poids correspond à la période où son fils était tombé dans le coma, sa demande d'amaigrissement à la période de Noël où elle avait décidé de faire des efforts pour reprendre goût à la vie. Après le Nouvel An, elle peut démarrer un régime en espérant que l'année sera meilleure, comme elle l'était autrefois.

On ne peut ni effacer son chagrin, et surtout pas avec des médicaments, ni stopper un mécanisme qui est la traduction de la répétition du deuil. Tant qu'elle n'a pas réussi à le « digérer », elle continuera. Le terme « digérer » que j'emploie ici intentionnellement montre combien le vocabulaire est important et peut nous guider dans la compréhension des mécanismes psychologiques des prises et pertes de poids.

Bien sûr, je lui ai donné beaucoup d'affection et nous avons parlé longuement de son fils, de sa vie, de la vie en général, ça n'a pas suffi… Je lui ai conseillé de voir un spécialiste en gestion du deuil, un psychanalyste. Après plusieurs consultations avec lui, elle se porte mieux. La suite de l'histoire est une forme de pied de nez. Je la vois chaque année depuis déjà 10 ans, juste, me dit-elle, pour faire le point alors qu'elle ne reprend plus de poids. Au fond, elle a remplacé sa routine de répétition du traumatisme et du deuil par une présence chez moi qui marque en quelque sorte l'anniversaire du décès de son fils.

Décryptage

Bien sûr, chaque date de début de prise de poids constitue un indicateur pour comprendre les raisons psychologiques, quand elles existent, qui conduisent à grossir. En l'occurrence, la prise de poids n'est pas forcément la conséquence d'un traumatisme, mais peut-être plutôt la répétition de l'environnement dans lequel s'est produit un événement choquant. Voilà pourquoi quand la prise de poids a lieu de façon répétitive à un moment précis de l'année, chaque année, il faut rechercher l'événement traumatisant qui s'est produit à cette période.

La situation que j'ai décrite était particulièrement dramatique. Mais l'expérience m'a montré que de petites comme de grandes choses peuvent nous affecter aussi fort selon la sensibilité de chacun d'entre nous. J'ai rencontré cette situation dans le cadre d'échecs à des examens, de la peur éprouvée dans un avion que le pilote n'arrivait plus à contrôler, d'une dispute traumatisante avec un parent ou un conjoint. Tout est possible ! L'intensité de l'émotion que nous avons ressentie a de la valeur, pas seulement la puissance du traumatisme.

La sexualité

Tout au long de ma carrière je n'ai cessé d'être confronté à des situations où la prise de poids était en relation avec un élément à caractère sexuel. C'est peut-être même un des troubles les plus faciles à dévoiler, tant il est fréquent. Le corps a une signification sexuelle dans notre société et la bouche, comme nous l'avons évoqué au début de ce livre (voir page 60), peut avoir également une connotation de symbole sexuel. Nous sommes capables d'utiliser l'un comme l'autre pour nous exprimer, faire de la résistance, nous protéger, envoyer un signal, nous faire du bien. C'est pour ça que, je n'arrête pas de dire, la prise de poids, le volume du corps, la façon de manger forment un langage psychologique et il y a tout intérêt à essayer de décoder cette langue.

Refoulement et refuge

Alexandre a 22 ans, il a environ 20 kg en trop par rapport à un homme de son âge et de sa taille. Il a déjà entamé plusieurs régimes. Aucun d'entre eux ne fonctionne. Impossible de réguler son alimentation, il ne peut pas se passer de manger et même, en grande quantité, souvent sans avoir faim. C'est un beau garçon, les cheveux châtain clair tirant vers le blond, un visage très bien dessiné, assez masculin, un peu anguleux, des yeux extrêmement bleus, une coupe de cheveux à la mode. Sur le plan de la silhouette si on met de côté son excédent de poids, on peut dire qu'il est très bien foutu avec des épaules larges. Malgré son ventre, à la palpation, ses abdominaux sont vraiment présents. Il est le prototype actuel du beau gosse de son âge, même un peu enveloppé.

Rien n'y fait, les consultations se suivent mais aucune perte de poids visible en trois mois. Cependant il a tissé un lien fort avec moi et nous parlons de tout. Il est assez étonnant, car malgré des résultats scolaires moyens, il a beaucoup de connaissances, s'intéresse à de nombreux sujets, lit des livres de philosophie et de psychologie. Il a lu tous les essais de Freud et me demande des conseils sur d'autres lectures de cette nature.

J'ai pris l'habitude, dans ce genre de situations, de faire le tour l'environnement d'un individu surtout si je n'arrive pas à des résultats faciles. Pour plaisanter, un jour, je lui parle de ses sentiments amoureux. « Je suis sûr, lui dis-je, que tu as dû tomber de nombreuses fois amoureux ou faire tomber amoureux d'autres personnes de très nombreuses fois. » C'est un garçon assez réservé et ma question est sûrement un peu intrusive, mais après tout je dois tout envisager. Il rougit, n'a pas envie de répondre, je le sens.

« Ça te gêne cette question ?

— Oui un peu, me dit-il.

— Pourquoi ? Sois à l'aise, on a l'habitude de parler de tout. Tu sais bien que rien ne sort d'ici.

— Amoureux, oui, je le suis assez souvent mais ça n'a jamais marché. »

Je prends un air étonné : « Ah bon, explique moi. »

Son malaise est intense, mais je ne me démonte pas et j'attends la réponse. « En réalité, explique-t-il, je n'arrive pas, lorsque quelqu'un me plaît, à aller plus loin qu'une conversation banale sans intérêt. Forcément, il ne se passe rien. » Ma question devient encore plus intrusive et je lui demande comment il fait pour avoir des rapports sexuels. Son visage s'éclaire comme une luciole et il laisse tomber cette phrase : « Je n'en ai pas, je n'en ai jamais eu ! » Sans tomber dans des lieux communs, c'est assez rare pour une personne de 22 ans de ne jamais avoir eu de rapports sexuels ou au moins une relation amoureuse sans sexe. Pour aujourd'hui, nous en avons assez discuté pendant cette consultation mais je sais que je vais revenir sur le sujet.

J'en apprends d'ailleurs progressivement plus au fur et à mesure de nos rendez-vous. Vers 17 ans, il a rencontré une jeune fille avec qui il a eu une relation amoureuse pendant plusieurs semaines, sans relation sexuelle. Il la voit encore aujourd'hui mais tout s'est arrêté. Ils ont fait l'amour, me dit-il, mais ça n'a pas marché. Je lui demande de me préciser ce que cela veut dire. En fait, à plusieurs reprises, ils se sont retrouvés dans un lit mais après les préliminaires, il n'a jamais réussi à aller plus loin et à conserver une érection qui lui permette de vraiment passer à l'acte avec cette jeune femme. L'éjaculation arrivait trop vite. « C'est la honte, me dit-il. » Je lui demande s'il a fait d'autres tentatives. Je le sens soulagé de pouvoir parler de ce sujet. « J'ai failli, me dit-il, au cours d'une soirée un peu arrosée. Il y avait une fille que je connaissais à peine qui m'a amené dans la chambre pour faire l'amour. Ça s'est produit comme avec la première, après les préliminaires, je n'ai pas réussi à avoir d'érection durable, j'ai joui trop vite et elle en a ri. » Je ne suis pas sexologue mais je lui pose les questions d'usage. Oui, il a une érection matinale, se masturbe et ça marche très bien. Mais il sait qu'avec une femme ça ne se passera pas comme ça, donc il n'essaie même plus.

Il ne mange pas bien, se bourre de biscuits tout au long de la journée, consomme beaucoup de charcuterie tous les jours et va dîner deux fois par semaine chez ses parents. Qui sont-ils ? Sa mère, me dit-il, souffre d'une maladie dégénérative et ne peut plus marcher, son père s'est réfugié dans la télévision et dans la bière. Pas très joyeux, me dit-il ! Et le boulot ? Il n'en a pas, il se qualifie de « bon à rien ». Le terme est particulièrement éloquent.

« Tu sais, je lui explique, la sexualité ça ne se passe pas comme tu le crois, c'est quelque chose d'assez spontané, c'est du désir, c'est quasi automatique.

— D'accord, mais quand tu sais que ça ne marchera jamais, à quoi bon recommencer ?

— Donc, toute ta vie, tu comptes la passer derrière un écran d'ordinateur pour assouvir tes besoins physiques ?

— J'ai pas trop le choix, me dit-il. De toute façon maintenant j'ai peur, je ne fais même plus d'efforts pour tenter d'approcher qui que ce soit. Je ne vais pas me ridiculiser en plus.

— Tu es sûr de ta sexualité ? Peut-être que ce sont plus les hommes que les femmes qui t'attirent ?

— Non, non, alors vraiment pas ! J'ai même essayé avec un de mes amis qui avait très envie de moi et c'était presque pire. Je n'en avais pas du tout envie.

— Au fond, ton problème, c'est que dès que tu approches physiquement une femme ton érection s'arrête immédiatement.

— Oui, me confirme-t-il. Ça se passe toujours de la même façon. »

La situation s'est dégradée par la suite. Il a maigri progressivement en même temps qu'il devenait de plus en plus taciturne, triste, apathique. Lorsque je le voyais en consultation, il se débrouillait toujours pour prendre le dernier rendez-vous et rester ainsi le plus longtemps possible avec moi à bavarder de tous les sujets, beaucoup plus à la façon d'un ami que d'un médecin. Les crises d'angoisse devenaient de plus en plus fréquentes, dès le réveil, l'empêchant de faire quoi que ce soit d'autre, à part se mettre devant son écran d'ordinateur, se bourrer de biscuits et attendre patiemment les horaires des repas. La reprise de poids ne s'est pas fait attendre et, en l'espace de quelques mois, nous étions revenus au point de départ. Je le voyais s'enfoncer dans un état de dépression profonde et même les antidépresseurs donnés par son médecin généraliste ne provoquaient aucune amélioration. Il consommait de plus en plus de cannabis, ce qui avait le double effet d'amplifier son état dépressif et d'augmenter son appétit. Je voulais l'adresser à un psychanalyste ou à un psychothérapeute mais il résistait en disant qu'il préférait nos rendez-vous.

J'ai dû l'obliger, au bout d'un moment, en le menaçant de tout arrêter. Je lui ai expliqué qu'il ne fallait pas confondre le travail de soutien que je faisais avec lui avec les choses profondes dont il devait parler dans un cadre différent. Il a fini par accepter.

J'ai connu la véritable explication grâce au psychothérapeute à qui je l'ai adressé et qui m'a raconté l'histoire suivante. Beaucoup plus jeune, au moment de la puberté, il habitait avec ses parents dans un tout petit appartement en région parisienne. Ils avaient peu de moyens et dormaient donc tous les trois dans la même pièce, séparés par un simple rideau tendu entre son lit et celui de ses parents. Il était pile poil dans l'âge de l'éveil sexuel. Une nuit, alors qu'il se réveillait, il entendit du bruit derrière le drap qui le séparait de ses parents. Intrigué, il souleva le drap et découvrit ses parents en pleins ébats sexuels. Il passa plusieurs minutes à regarder, tout en faisant la découverte de sa première érection. Il s'était surpris à prendre du plaisir à voir sa mère toute nue, et se retrouvait dans un état d'excitation impossible à maîtriser. Son père a fini par s'en rendre compte et lui a intimé de retourner se coucher et de ne plus s'aviser de regarder derrière le drap. Il n'a jamais su si son père s'était rendu compte de son état physique mais il en avait très honte encore aujourd'hui. Le lendemain, sa mère lui en parla gentiment, de façon un peu naïve, selon les propos recueillis par le psychothérapeute. Pour lui montrer qu'elle ne lui en voulait pas, elle lui donna un sachet de biscuits pour les manger à l'école. C'est une situation caricaturale. La culpabilité d'avoir désiré sa mère était associée à son érection. Chaque fois qu'il ressentait de l'excitation, il revivait la scène du passé et, en quelque sorte, la rejouait. L'érection retombait aussitôt qu'il se trouvait à proximité d'une femme qu'il désirait et qu'il assimilait à sa mère, comme cela lui était arrivé quand son père l'avait découvert. Pour retrouver la jouissance perdue, il se réconforte avec la nourriture qui lui avait servi, par l'intermédiaire des petits biscuits, à retrouver la confiance, en tout cas de sa mère. Il emmagasine dans son corps tout le refoulement de ses désirs et de sa culpabilité. Le corps est donc un refuge, mais c'est également l'expression de tous les refoulements. C'est ce qu'il faudrait faire comprendre à tous ceux qui s'imaginent que les personnes en surpoids sont juste incapables de se maîtriser, sans aucune volonté…

Décryptage

Petit, gros, maigre, athlétique, selon l'époque et sa valeur dans une société, le corps reste en général un objet de séduction avec une dimension sexuelle. S'en occuper trop comme le négliger révèle très souvent une relation particulière avec le psychisme. Il est un refuge lorsqu'en lui on peut enfouir ou étouffer douleur, souffrance, culpabilité et masquer des secrets. Car si on s'occupe beaucoup du corps des gens qui ont un problème de poids, on pourrait également s'intéresser à ceux qui passent leur temps à essayer de le sculpter de façon frénétique. Il suffit pour cela de se promener sur les réseaux sociaux et de constater le temps infini que certains passent à se photographier et à se muscler. Que veulent-ils nous dire au travers de leur corps ?

Notre jeune homme avait lui aussi créé une association entre l'apaisement ressenti après la honte de la nuit et le biscuit qui lui avait été offert en gage de pardon et d'oubli. Il a donc établi un lien entre manger et la diminution de la culpabilité. Mais il la porte en lui, la cache dans sa graisse. En réalité, il ne s'est toujours pas remis de la situation, qu'il trouve honteuse, dans laquelle il s'est retrouvé. Mais son désir sexuel reste puissant et la pornographie qu'il regarde sur son ordinateur ne suffit plus. Manger lui donne du plaisir, revêt donc une fonction érotique qu'il ajoute au film qu'il regarde.

La fin de cette histoire est plutôt très heureuse. Il a retrouvé un travail, stoppé sa consommation de cannabis et s'occupe d'assister des personnes handicapées à leur domicile. Une de ses collègues est tombée amoureuse de lui au moment où ses progrès en thérapie étaient vraiment conséquents. Il a osé lui en parler tellement il était sûr que rien ne pouvait se passer entre eux, un peu comme si elle était une confidente. Il est arrivé ce qui devait arriver, il a également fini par éprouver des sentiments.

Comme il a compris tous les enchaînements responsables de son problème, il a réussi à les mettre dans l'ordre, à en identifier le point de départ, les étapes successives et l'aboutissement. Comme les pièces d'un puzzle qu'il fallait reconstituer. Le jour où la séquence s'enchaîne comme il faut, les réflexes conditionnés par erreur sont effacés. Il peut donc beaucoup mieux assimiler les événements et les intégrer sans conflit.

L'identité sexuelle

On parle de morphologie androïde et de morphologie gynoïde. La question est la suivante : si vous êtes un homme avez-vous le droit de vous doter d'une morphologie gynoïde et inversement ? Cette histoire est très révélatrice et je la livre telle qu'elle m'a été envoyée en message privé sur un de mes réseaux sociaux, avec la promesse de ne jamais révéler l'identité de ce jeune homme et l'impossibilité de la retrouver. Voilà pourquoi il ne s'agit pas de son vrai prénom.

« Je m'appelle T et je voulais vous raconter mon histoire à la suite de la story que vous avez postée. Je suis le benjamin d'une fratrie de 4 garçons. Mon père et ma mère nous ont élevés dans le culte du sport. Que ce soit pendant l'année ou pendant les vacances, notre vie entière était consacrée à l'activité physique. Boxe, tennis, jogging…

Nous n'avions pas la possibilité d'aller au cinéma ou de prendre un peu de loisirs, bref de ne rien faire. Il nous fallait toujours bouger. J'étais le dernier et n'avais ni la constitution, ni l'énergie de mes aînés. Toujours à la ramasse, j'étais l'objet permanent des moqueries de mes trois frères et de mes parents. C'est parce que je suis le petit dernier, je me disais. La nudité était, je dirais, non pas naturelle mais presque obligatoire chez nous. Ma mère, mon père, mes frères se promenaient tout nus à la maison sans avoir l'air gênés, alors que moi cela me dérangeait profondément. Pire que tout, mes frères organisaient, pardon d'être un peu cru, des concours de mesure de pénis. Oui, je vous assure que c'est vrai. Cela faisait follement rire mes parents qui utilisaient cette expression que je déteste aujourd'hui : « Plus tu grandis, plus elle grandit. » Je dois vous dire que j'ai mis longtemps à comprendre que même si je détestais leur comportement, j'adorais voir leur corps et même, je peux le dire aujourd'hui, leur sexe. C'est le terme d'homophobie qui s'applique le mieux à ma famille tellement leur « virilité » ne cesse encore aujourd'hui de s'exprimer par des phrases telles que « On est pas des pédés » ou bien « On a des c… ou en a pas ? » Je ne peux pas vous citer toutes leurs expressions mais vous pouvez deviner.

À l'âge de 14 ans, j'ai commencé à prendre du poids de façon vraiment conséquente. Vous imaginez, bien sûr, la réaction dans la maison. J'ai vu tous les médecins de la terre, peut-être même que je vous ai croisé tellement mes parents ne supportaient pas mon obésité. Par contre, j'étais pris d'une rage folle de manger, que je n'arrivais ni à comprendre ni à contrôler. J'étais vraiment le mouton noir de la famille. Le regard que tous posaient sur moi me donnait envie de m'enfoncer sous la terre. Mais rien à faire, je n'arrêtais pas d'engloutir. Ils n'ont eu aucune pitié pour moi. Bien entendu, j'ai pris de la poitrine et, pour soi-disant s'amuser, l'un d'entre eux caressait un de mes seins avec sa main en mimant des expressions de plaisir sexuel. Ce fut un des moments les pires de ma vie. Le harcèlement sexuel, ça peut exister dans une famille aussi. Je ne voulais plus qu'on me voit tout nu et il était hors de question que je joue à leur truc débile de mesurer sa verge. Ils se sont mis à m'appeler « leur petite bonne femme », « leur petite sœur » ! Il n'y a eu aucune réaction de mes parents, j'ignore aujourd'hui encore pourquoi. Ils voulaient croire à des jeux d'enfants. On est un enfant à 17 ans ou à 14 ans ?

Du coup, je me suis persuadé que je n'étais pas hétérosexuel et que c'était la raison pour laquelle je désirais les voir tout nus. J'ai donc eu plusieurs expériences homosexuelles dans lesquelles je n'ai pas trouvé de plaisir, ce que j'ai attribué à mon manque d'expérience. Mon obésité avait provoqué l'enfouissement de mon sexe dans la graisse et, quand je me regardais dans la glace, je me disais que j'aurais dû être une femme puisque je n'avais pas de sexe apparent et une poitrine plutôt féminine. Je savais que j'étais en souffrance, ce que j'attribuais à mon poids. J'ai donc fait ce que vous connaissez, c'est-à-dire un régime probablement non conforme à ce que vous recommanderiez et du sport jusqu'à en crever. La souffrance que je me suis imposée me faisait du bien de façon incroyable. J'ai perdu 35 kg en quatre mois. Bien sûr, imaginez les dégâts sur le plan esthétique mais je suis en train de m'en occuper. J'ai décidé de couper les ponts avec ma famille et je me fous de leur problème car, finalement, ils ne sont pas clairs du tout et j'étais peut-être le seul vraiment sain. Sur un réseau social, j'ai fait la connaissance d'une femme en surpoids avec qui j'ai longuement parlé. Nous nous sommes vus et nous avons fait l'amour ! Incroyable n'est-ce pas ? C'est la première fois que j'ai ressenti quelque chose, ce qu'on appelle apparemment un orgasme. Eh bien non, je ne suis pas homosexuel, ce dont je me foutais complètement, mais j'ai du plaisir avec une femme. En fait, j'ai grossi pour emmerder ma famille, j'ai déformé mon corps pour les provoquer et j'ai caché mon pénis sous la graisse parce que j'en avais marre qu'on le tripote pour le mesurer. Bon, j'ai gâché pas mal de temps, je me suis fait du mal, mais est-ce que j'avais le choix avec cette bande d'idiots ou de salauds même. Je savais même plus qui j'étais sexuellement. J'ai l'impression de revivre et je ne sais pas si notre histoire sera longue avec cette femme ou non, mais je lui dois beaucoup. Je ne vous dis pas son nom car c'est vous qu'elle envisage de consulter pour son propre problème. Vous pouvez publier mon histoire si vous la trouvez intéressante, mais je ne veux pas qu'on sache qui je suis. Je ne pense pas que je pourrais rester fâché longtemps avec ma famille et je suis persuadé qu'elle cache des troubles profonds. Mais c'est fini, désormais je vis pour moi. Merci pour tout ce que vous faites sur les réseaux.

Je tenais à publier cette histoire parce qu'elle est véridique et pour rendre hommage à son auteur. J'en ai connu moi-même d'autres qui étaient ressemblantes, pas toujours dans le même sens et la même forme. Ce sont des situations où la graisse permet de cacher ou de dévoiler une identité sexuelle que l'on ne peut ou que l'on ne veut pas accepter. J'en avais publié une dans un de mes livres où j'avais expliqué comment un de mes patients ne supportait pas l'idée d'être homosexuel et s'était quasiment castré en utilisant un excès de graisse pour ne plus voir son pénis. Dans l'histoire d'un surpoids mal vécu, il faut toujours être attentif à la possibilité d'un conflit autour de la sexualité. C'est relativement difficile parce que c'est encore un tabou, même dans les consultations médicales, car cela peut gêner autant le patient que le médecin. Ça reste réellement une priorité.

Décryptage

Manipulation, confusion des genres, conversion dans les interprétations... Le corps et la graisse ont été utiles pour T, car ils lui ont permis de lutter contre sa famille et d'affirmer sa propre personnalité sans toutefois avoir besoin de la parole. Même si le prix à payer a été lourd pour lui, son corps lui a servi à exister contre les déséquilibres de ses proches. Il a raison, il n'est pas naïf et nous non plus.

C'est bien du côté des siens que les choses ne sont pas claires du tout. Il a construit autant de défenses physiques que psychiques.

Les traumatismes sexuels

Je ne peux même pas dire, pendant toutes les années où j'ai consulté, combien fréquemment j'ai observé des surpoids ou des obésités survenus après un traumatisme sexuel. Il est beaucoup plus facile d'en parler aujourd'hui grâce à l'émergence de mouvements comme #metoo qui ont permis à de nombreuses personnes de se débarrasser de la honte à raconter leur histoire. Parce que sans raconter cette histoire, il était impossible de démêler les situations. Tant que persistait ce parasitage inavouable, il ne servait à rien de tenter de faire maigrir les gens puisque le traumatisme reprenait toujours le dessus et trouvait sa récompense ou sa solution dans la prise de poids.

En termes de surpoids, le traumatisme sexuel ne se limite pas à un attouchement, une pénétration, des violences. Parfois ce sont aussi des regards, des mots qui ont autant de valeur. La façon dont les situations sont perçues est indépendante des actes physiques. C'est ce que j'ai observé à de nombreuses reprises. Depuis que la parole s'est libérée, on retrouve de nombreux témoignages dans les journaux, sur Internet. Très souvent, il s'agit de situations extrêmement violentes comme l'inceste, le viol, les attouchements. Bien sûr, j'ai été confronté à ce genre d'histoires, mais il me paraissait important de vous en raconter d'autres, moins « sensationnelles » mais qui produisaient les mêmes résultats.

Marie est une petite jeune fille de 16 ans qui pèse 67 kg pour 1,64 m. Son allure est légèrement pulpeuse mais je qualifierais sa morphologie d'équilibrée. Le volume des cuisses est normal, elle a un vrai petit bidon, des épaules plutôt larges et une poitrine assez conséquente. Elle me dit avoir essayé beaucoup de régimes mais elle reprend régulièrement son poids, comme si une force intérieure l'obligeait à revenir au poids préalable à chaque fois qu'elle atteint son objectif. Elle n'aime pas faire du sport, elle ne veut surtout pas aller à la piscine, elle préfère rester seule dans sa chambre avec son ordinateur pour voir des vidéos.

Depuis ses 6 ans, elle et sa mère sont venues habiter chez son beau-père et le fils de celui-ci, qui n'est donc pas son frère. Elle ne voit plus son père qui vit à l'étranger, a fondé une nouvelle famille et ne s'intéresse pas du tout à elle. Le changement a été difficile car elle a quitté sa Touraine natale, un petit pavillon et ses grands-parents, qu'elle revoit quand même pendant les vacances, pour une cité du bassin parisien. Elle n'aime pas le compagnon de sa mère, elle le traite de beauf, mais s'entend plutôt bien avec son fils qui a deux ans de plus qu'elle. Elle ne comprend pas sa mère, qui est jolie et plus jeune de 10 ans que son nouveau compagnon. Elle se demande si elle n'est pas avec lui seulement pour des raisons financières. Il faut dire que la vie était beaucoup plus difficile quand il n'y avait qu'un salaire à la maison, quand les grands-parents ne les aidaient pas. Elle a peur de la violence, m'explique-t-elle, tellement elle a été choquée par les disputes entre son père et sa mère avant qu'ils ne divorcent. Soi-disant pour la protéger, ajoute-t-elle en haussant les yeux. Elle les voyait s'enfermer dans la cuisine puis entendait des bruits qu'elle soupçonnait être des coups. Et après ? C'est ma question.

« En général, on mangeait tous en silence et je voyais assez souvent quelques larmes sur le visage de ma mère. Un jour, alors que nous étions toutes les deux, il était parti après la dispute, elle s'est confiée à moi en me disant que c'était une brute. Les hommes me font peur, me dit-elle, ils sont plus violents que les femmes. Tout ce qui les intéresse, c'est le sexe », ajoute-t-elle d'un air dégoûté.

J'essaie de trouver les mots les plus appropriés pour la faire penser de façon un peu plus positive, mais je ne réussis guère. « Et tu penses toujours comme ça, même aujourd'hui avec un beau-père qui a l'air plus gentil ? » Elle se lâche et me répond : « Mais on est dans le cliché complet. Lui ce qui l'intéresse, c'est ma mère, elle est belle, elle est jeune et, en échange, on habite chez lui. Ma mère pense qu'il nous protège, pfff ! [...] Je suis sûre que c'est un sale dégoûtant comme les autres, pourvu que son fils ne devienne pas comme lui. [...] J'aime pas du tout quand il la regarde de dos et lui dit qu'il aime bien ses fesses, c'est pourri, ça se dit pas. [...] Je suis pas idiote, je vois bien quand il regarde mes seins. Souvent c'est à table c'est normal, je suis assise, on ne voit qu'eux. Ça me fait peur. »

Nous reprenons notre conversation sur les régimes et j'essaie de comprendre, puisque c'est soi-disant aussi important pour elle de maigrir, pourquoi elle n'arrive pas à se contrôler après chaque fin de régime. « En fait c'est pas vrai, je dis ça pour faire plaisir à ma mère, mais je m'en fiche un peu d'être grosse ou maigre. [...] Un jour, je voudrais qu'on m'aime pour moi-même, et pas pour ma beauté, mais c'est pas demain [...] Et surtout je veux pas d'un gros dégueulasse comme ce beau-père, j'ai l'impression qu'il me touche les seins avec ses yeux, beurk ! [...] Quand je suis grosse, au moins, il en a pas envie, j'en suis sûre. »

Le diagnostic tombe tout seul. La poitrine d'une femme a une dimension érotique et l'insistance du regard de ce beau-père sur les seins de sa belle-fille revient à un attouchement. Certes, c'est plus discret et cela pourrait sembler moins violent, mais la personne qui en est victime en ressent les mêmes effets psychologiques. De surcroît, Marie plus jeune a associé les rapports hommes-femmes à la violence avec, probablement, l'homme dans le rôle de l'agresseur et la femme dans celui de la victime. Le regard de son beau-père, probablement suspect, la relation femme/homme/violence, et l'absence de dimension amoureuse entre les deux conjoints de sa mère lui ont donné une vision déformée du couple. Elle n'a plus confiance, elle a peur, elle se sent objet de désir. Mais sa mère, elle l'interprète ainsi, vit avec son nouveau conjoint parce qu'elle serait un objet de désir. Grosse, elle peut noyer ses seins dans la graisse et devenir moins désirable. Voilà pourquoi elle n'a pas intérêt à perdre du poids selon elle, de façon inconsciente. Comme la conjugalité est associée à la violence et au sexe, il y a beaucoup plus de bénéfices à imaginer qu'on n'est pas désirable et donc à s'abstenir de mettre en valeur son corps. Quoi de mieux pour ne pas être désirable aujourd'hui que de prendre un poids que la société condamne malheureusement encore largement. Elle ne veut pas de ce corps qui ferait fantasmer et qui pourrait faire d'elle une victime comme le fut sa mère.

Décryptage

Marie a réussi à perdre du poids. Pas autant que ce qu'elle demandait au démarrage, mais elle est beaucoup plus en harmonie avec son corps. Elle n'a plus besoin de ressembler ou de ne pas ressembler à quelqu'un. Comme elle aime sa vie et qu'elle a retrouvé son estime de soi, la balance n'est plus une obsession. Il faut rappeler également que le phénomène #Metoo a rendu service à beaucoup de femmes et à Marie aussi. En mettant en lumière la dimension d'agression que peuvent avoir des paroles ou même des regards, on rétablit la vérité et on libère la parole, ce qui permet de se séparer des peurs. Il n'y a plus besoin de graisse pour se protéger.

L'amour en trop ou pas assez

Ne pas se sentir désiré.e

Pour être particulièrement honnête avec le lecteur, j'ai longtemps hésité à raconter les histoires qui vont suivre en les reliant à la notion d'amour. J'ai pensé, au début, qu'elles pouvaient se fondre avec celles que j'avais racontées dans le chapitre sur la relation entre le vide ressenti et le poids. Pourtant, elles reviennent avec une telle fréquence que je pense qu'elles méritent un chapitre à part entière. Le vide affectif n'est pas simplement un concept philosophique ou intellectuel, il correspond à une réalité. Il peut signifier l'absence de capacité à donner de l'affection de l'amour, mais aussi le ressenti de celui qui en est privé. Il faut dire cependant qu'il existe des gens qui ne savent pas donner de l'amour, de l'affection. Très souvent, c'est parce qu'on ne leur a pas appris, car on ne peut reproduire que ce que l'on a connu. D'autres fois, la forme de démonstration ou de don d'amour n'est pas celle que l'autre attendait.

Tous les cuisiniers s'accordent à dire que l'élaboration d'une recette de cuisine comporte une dose d'amour. Et c'est vrai ! Cuisiner, ce n'est pas seulement assembler des aliments mais aussi prendre le temps de les associer les uns aux autres, de consommer une partie de son temps personnel pour offrir à manger à autrui et tenter de trouver la saveur la plus agréable, c'est donc offrir comme cadeau un moment de plaisir. Voilà pourquoi on s'accorde à dire que les sentiments peuvent passer par la nourriture. Même sur le plan spirituel, il n'y a pas de religion sans règles alimentaires positives ou négatives. Dans les termes « donner à manger », il y a déjà le préfixe « don » qui est plus que le geste lui-même.

Cette histoire m'a également été adressée en message privé. Je vous la livre exactement comme elle est arrivée !

« Voici la cause de mon poids. Quand j'avais 18 ans, l'année de mon mariage, donc en 1979, je faisais 58 kg et avant que je découvre votre programme, je faisais 116 kg. Aujourd'hui je pèse 87 kg après 17 mois de votre régime, merci beaucoup !

Bon je commence, mais pour moi, cela va être très difficile et, en vous écrivant, je sais que je vais être en larmes. Quand je suis née en 1961, mes parents avaient déjà 2 enfants, moi je suis arrivée ensuite, mais sans être désirée.

Vers l'âge de 7 ans, j'ai commencé à comprendre que, pour eux, j'étais une bonne à rien, seulement à faire des travaux très difficiles pour mon âge. À 4 ans, le soir quand je revenais de la maternelle, mon père refaisait la toiture de la maison et moi je me souviens que je portais les tuiles une par une sur 2 étages. Je ne me souviens pas avoir été sur les genoux de mes parents pour un câlin.

Mon père me traitait comme une moins-que-rien. Un seul exemple car sinon vous allez halluciner et arrêter de me lire, car ce serait long. Il me disait qu'il m'avait trouvée dans une poubelle ! Jusqu'à l'âge de 30 ans, même devant mes enfants, j'étais capable de manger n'importe quoi. L'explication, c'est que l'école, ce n'était pas mon truc. Il me punissait de manger pour me forcer à mieux travailler, soi-disant. Donc, je me jetais sur tout ce que je pouvais trouver à manger quand il n'était pas là et ça a continué après, même quand je suis partie de chez mes parents. Donc j'ai pris du poids.

Ensuite, je me suis mariée mais malheureusement avec un mari très dominateur et impulsif. Je ne pouvais pas m'exprimer, il avait toujours raison et moi je devais me taire. J'ai eu 3 garçons et des jumeaux. Je les ai élevés quasiment seule, car il travaillait de bonne heure et jusqu'à tard le soir. Moi je travaillais dans un métier que je déteste, la grande surface, pendant plus de 20 ans. Mon chef était mon mari donc c'était pas facile entre lui et mes collègues. Quand c'était la pause, en général, j'étais seule car ils avaient peur que je répète à mon mari.

J'ai continué à prendre du poids à cause du stress et parce que je mangeais n'importe comment. En 2007, j'ai fait une très forte dépression qui a duré jusqu'à 2012. J'ai fait des tentatives de suicide, j'ai mutilé mon bras avec un couteau, me suis brûlée jusqu'au 3e degré. J'ai été hospitalisée pendant presque 2 ans, je revenais à la maison et repartais ensuite.

Jusqu'en 2021, je faisais n'importe quoi donc j'ai pris du poids. Quand le psychiatre et le médecin de la douleur m'ont dit que si je ne faisais rien pour perdre du poids, je serais dans un fauteuil car mes muscles ne fonctionneraient plus normalement, j'ai eu très peur. Je n'ai aucun soutien de ma famille, de mon mari ou de mes enfants. Quand j'ai commencé *Savoir maigrir*, j'ai eu du mal à convaincre mon mari mais je l'ai fait en cachette de lui. Ma situation actuelle n'a pas changé. Je suis toujours rabaissée. Il n'y a que mon mari qui fait bien et je ne vois pas mes enfants ni mes petits-enfants pendant l'été car ils sont en vacances. Je ne sais même pas s'ils sont bien arrivés.

Sincèrement je pourrais perdre plus vite mais quand je craque moralement, je me jette sur la mauvaise nourriture et ensuite je culpabilise car je réalise qu'en fin de semaine, je n'aurai rien perdu… Alors, je mange, aussi pour oublier. Quand je prépare les repas, mon mari me dit : « C'est encore du Cohen » en râlant. Je marche en ce moment avec des béquilles donc le sport est très limité. J'espère que mon témoignage aidera les autres car pour moi ça a été très dur de dévoiler ma saloperie de vie que j'ai depuis que je suis venue au monde. »

J'ai prévenu cette femme que j'allais rapporter son histoire. C'est ce que je fais dans ce livre. En retour, j'ai reçu le message suivant : « Vous me faites pleurer, enfin une personne qui comprend mon mal de ne jamais être aimée. Il faut que j'arrive à 61 ans pour qu'une personne comprenne ce que j'ai vécu et encore je n'ai pas tout dit. Merci beaucoup ! »

C'est en étant dans l'écoute que l'on peut résoudre, de temps en temps, les problèmes de poids, pas seulement avec une prescription diététique. L'être humain a besoin d'amour, de se remplir de lui. En cas de déficit, il comble l'absence par autre chose. La relation forte qui a toujours été établie entre l'alimentation et le don d'amour est une des raisons pour lesquelles cette carence peut trouver une solution dans une consommation alimentaire plus désordonnée que normale. Malheureusement, même si ces satisfactions, à court terme, permettent d'espérer retrouver un équilibre des plaisirs, ce n'est tout de même pas la même chose. C'est pourquoi j'ai déjà évoqué toutes ces locutions qui associent un terme alimentaire à des sentiments affectifs ou amoureux.

Notre bouche est remplie de mots pour nous permettre de parler. Elle se remplit également d'aliments pour nous permettre de nous nourrir. Les mots d'amour que l'on nous envoie de temps en temps correspondent également par la même analogie à des aliments que nous recevrions par amour, y compris quand nous les donnons à nous-mêmes.

Les mots d'amour sont importants pour le bien-être et l'équilibre de chacun d'entre nous. Cette insuffisance que subissent certains est à l'origine d'une sensation de manque. Manger devient alors un réflexe de protection pour essayer de retrouver ce que l'on n'obtient pas : trouver de l'amour et se remplir par la nourriture.

La nourriture pour exprimer l'amour

« Ma mère, raconte Alexandra, ne savait pas aimer. Je suis persuadée qu'elle éprouvait beaucoup d'amour pour nous, mais elle ne le démontrait pas comme nous l'aurions voulu. Elle a beaucoup d'excuses pour cela, je ne lui en veux pas, mais elle nous a fait du mal à mes deux sœurs et à moi. Nous sommes toutes les trois obèses, essentiellement à cause d'elle. »

Alexandra est née en Algérie dans une famille aisée. « Mon père était un riche éleveur, extrêmement opulent, ma mère comme toutes les femmes de l'époque ne travaillait pas, était soumise à l'autorité de son mari et ne s'occupait que de sa maison. Elle a vécu traumatisme sur traumatisme. En premier lieu, avant la guerre de 1939, le décès de son père qu'elle adorait. Ensuite, sa mort a propulsé la famille dans la misère. Personne ne sachant s'occuper de leurs affaires, ils se sont fait dépouiller très rapidement. Obligée de quitter son domicile pour habiter chez sa grand-mère, femme acariâtre et agressive, elle passa de la douceur de vivre à la peur de tous les instants. Plus d'argent, obligée de lutter pour la nourriture quotidienne, dans un domicile qui n'était plus le sien, contrainte de travailler dès l'âge de 12 ans, elle est passée du statut de princesse à celui de misérable. La nourriture était rationnée et, contrairement à l'époque heureuse de son père, les placards étaient vides au lieu de déborder de nourriture avec un rationnement organisé par sa grand-mère. Le luxe, ce n'était plus la voiture décapotable que son père avait exhibée le premier dans la petite ville où ils habitaient, ce n'était pas non plus la calèche dont elle avait disposé pour aller à l'école dans sa jeunesse. Le luxe, c'était pouvoir manger à sa faim. »

Plus tard, sa mère fit la rencontre de son père, un homme bon, sérieux, affectueux, rempli de bons sentiments et avec une bonne situation. Elle eut l'impression que sa vie redémarrait dans le bon sens, mais la guerre d'Algérie les obligea à s'expatrier pour revenir en France. Elle plongea dans une dépression profonde, incapable de travailler et passant son temps à la maison. Son unique occupation devint son mari et ses filles. Les tâches ménagères étaient parfaitement remplies, mieux que nécessaire même. Ses sœurs et elles avaient beaucoup de peine de la voir dans cet état et elles faisaient tout ce qui était en leur pouvoir pour essayer de la rendre heureuse. Un de leurs seuls modes de communication était la nourriture. Aller faire des courses au marché avec elle, lui proposer de cuisiner leurs mets préférés, être auprès d'elle pendant qu'elle préparait les repas… Le reste du temps, elles la sentaient triste, remplie de peurs inexplicables. La mort la terrorisait, probable reliquat des douleurs qu'elle avait ressenties quand elle avait perdu son père. Pour elle, le surpoids était un signe de bonne santé. Alexandra comprit par la suite pourquoi alors que, curieusement, sa mère avait essayé de maigrir toute sa vie : son père était à la fois riche et gros. Elle pensait donc qu'il existait une relation entre l'un et l'autre. D'autant qu'à l'époque, il n'avait aucun problème de santé, alors qu'à sa mort, il avait perdu énormément de poids.

« Sa passion était donc de donner à manger à sa famille. Les petits déjeuners étaient plantureux, il n'était pas question de quitter la maison avant d'avoir le ventre dilaté par les excès de nourriture. Brioche, beurre, chocolat au lait… nous partions avec un sac de nourriture au cas où nous aurions la moindre sensation de faim à la récréation. Nous en avions tellement que nous étions obligés de les distribuer. Par amour pour ma mère, nous ne refusions rien car c'était notre seul mode relationnel positif avec elle. On peut être un enfant, ressentir les douleurs de ses parents, tenter de les calmer et utiliser tous les systèmes possibles pour les rendre heureux mais, en fait, c'est nous que l'on apaise. On pense se rendre utiles, pouvoir faire quelque chose. On s'enlève en quelque sorte la culpabilité d'imaginer que c'est de notre faute si elle n'est pas heureuse.

C'est ainsi qu'avec une constance méticuleuse, mes deux sœurs et moi-même avons été surnourries jusqu'à être affublées du titre « les trois petits cochons » par une femme mauvaise, directrice de l'école dans laquelle nous allions. Évidemment, ça laisse des traces. Nous avions un paradoxe terrible à gérer : accepter la nourriture de notre mère pour apaiser le foyer et espérer la guérir ; ou bien la refuser et nous protéger des avanies que nous subissions à l'extérieur. Un enfant est beaucoup plus dépendant de ses parents que de l'environnement extérieur, donc nous avons évidemment choisi notre mère. Assez curieusement, mais il faut dire qu'elle allait alors mieux, elle s'inquiéta de notre santé et prit rendez-vous avec un médecin spécialisé dans l'amaigrissement. Quel sale type ! Je me souviens encore qu'il facturait à ma mère les trois consultations alors qu'il donnait les mêmes consignes pour chacune d'entre nous. Il était surtout pressé de nous expédier et d'encaisser son argent. Les consignes étaient vraiment tout ce qu'il ne fallait pas faire, comme je le sais aujourd'hui. Plus de pain, plus de féculents, aucune sucrerie… Le régime privatif par excellence pour des enfants qui, finalement, étaient encore en croissance.

Mais le pire dans tout ça, c'est qu'il faisait du mal à ma mère. Elle était désemparée de devoir cuisiner comme elle n'avait jamais eu l'habitude de le faire et tellement malheureuse de nous voir souffrir, non pas parce que nous manquions de nourriture mais à cause de l'absence de plaisir dans les repas. Signe d'un amour désespéré, parfois je la voyais glisser une cuillère de plus dans nos assiettes par peur de notre manque. C'était de l'amour finalement.

Nous, on s'est débrouillées comme tous les enfants qui n'ont pas envie d'être au régime et qui n'en voient pas la nécessité. Nous avons pris l'habitude de manger plus en dehors des repas que pendant les repas, de nous acheter à manger avec le peu d'argent dont nous disposions dans les boulangeries. En bref, je me demande si, à l'époque, nous n'avons pas plus grossi que si nous avions mangé la nourriture que ma mère nous préparait auparavant. Mais ça n'a pas duré et, insidieusement, nous avons progressivement repris les mêmes habitudes alimentaires qu'avant d'aller voir ce mauvais médecin. Le problème, c'est que chacune d'entre nous était déjà rentrée, sans s'en rendre compte, dans le cycle des régimes. Les habitudes étaient prises et pendant plusieurs années nous avons continué à grossir consciencieusement, jusqu'au jour où ma mère a guéri grâce à un psychiatre plus intelligent que ceux qu'elle avait déjà consultés. La nourriture est passée progressivement au second plan et nous avons vécu une période particulièrement heureuse, pendant laquelle chacune d'entre nous a lutté pour maigrir avec, cette fois-ci, sa pleine coopération, d'autant qu'elle-même s'est mise au régime. Comme beaucoup nous avons maigri, repris du poids, maigri de nouveau, grossi de nouveau… car nous étions constituées comme cela.

Ma mère obèse autrefois avait à sa mort un poids plus que normal. Nous avons vécu la dernière année de sa vie dans le bonheur le plus total. Sa perte de poids était malheureusement due à un cancer digestif qui l'empêchait de manger. Le diagnostic a été fait trop tard. Nous avons grossi toutes les trois après son décès, probablement parce qu'en mangeant nous retrouvions l'amour qu'elle nous avait donné avec les aliments puisqu'elle n'arrivait pas à l'exprimer avec des mots. Ce que je ne veux pas faire et, je crois, mes sœurs aussi, c'est reproduire ces comportements. Je ne veux être ni dans l'excès ni dans la privation. Je ne veux pas aimer mes enfants au travers de la nourriture, même si, de temps en temps, je leur prépare ce qu'on appelle « des bons petits plats ». Je veux les embrasser, les câliner, les protéger et surtout leur parler. C'est mon histoire c'est celle de ma famille, je ne regrette rien. J'ai juste envie de maigrir aujourd'hui pour montrer que je peux rester fidèle à l'amour que j'ai pour ma mère et, en même temps, m'occuper de moi et vivre un peu plus pour moi. »

Décryptage

La nourriture est une des courroies de transmission des sentiments entre les gens. Comme on l'a vu dans ces deux exemples, dans un cas un père prive son enfant de nourriture par déficit d'amour, dans l'autre une mère étouffe ses enfants sous les aliments, par excès d'amour qu'elle ne sait pas exprimer. Chaque aliment porte une valeur d'évocation. Tout cela a été décrit dans de nombreux romans, on pensera en particulier à la célèbre madeleine de Proust. À l'instant où vous consommez un aliment, il est possible de retrouver consciemment ou inconsciemment des évocations d'une situation passée. C'est ainsi que l'on peut associer un aliment à un sentiment, une peur, un stress, une angoisse ou, à l'inverse, un moment d'intense bonheur. C'est en partie ce qui explique la nostalgie pour des plats consommés pendant l'enfance. Ce n'est pas la valeur de l'aliment qui est en question mais celle du moment pendant lequel il a été consommé. Ainsi on peut avoir très envie d'un aliment simplement pour essayer de se souvenir d'un moment particulièrement heureux de sa vie.

Les friands de la cantine semblaient être, pour un jeune homme que j'avais soigné, le summum de la gastronomie. Bien que de mauvaise qualité, il s'en gavait régulièrement, de façon quasiment addictive. En réalité pour ce garçon, ils symbolisaient la période où il avait le droit de manger avec ses amis à la cantine au lieu d'être obligé de retourner chez lui. Il devait faire, à chaque fois, 20 minutes de marche à l'aller, 20 minutes au retour, prendre son déjeuner, préparer ses affaires pour l'après-midi et redoutait d'arriver en retard au collège sous peine d'être puni le soir.

Chaque aliment peut avoir un effet évocateur. Dans le cas d'addictions à certains aliments, il faut rechercher un moment de vie intense où il a été consommé. La fameuse addiction au sucre est souvent en relation avec l'enfance et même la naissance. On en parle comme d'une drogue et on peut se questionner sur le besoin ressenti de replonger dans une période où la vie était plus facile, par exemple. L'aliment devient alors l'incarnation d'un sentiment de bien-être et on l'utilise pour tenter, un peu inutilement bien sûr, de retrouver cet état. Plus qu'une drogue peut-être qu'il s'agit d'un réconfort et d'un système de régression. Quand dans une tentative de régime, on élimine tout ce qui peut donner du plaisir, on provoque exactement l'inverse de ce qui était recherché au travers de la nourriture. C'est pour cela que la frustration devient encore plus intense et que l'on aboutit à l'échec. Il y a toujours une limite à la résistance.

La soumission, le refoulement de l'agressivité

Certains animaux peuvent se cacher dans leur coquille pour se protéger des agressions extérieures ; c'est le cas par exemple des tortues ou du bernard-l'hermite. D'autres se servent de leur paroi externe pour développer des systèmes de défense, comme le hérisson. Nous sommes, quant à nous, dotés de la parole, principalement, mais aussi d'un corps. En cas d'agression, la paroi graisseuse peut constituer un système de défense. En grossissant, nous augmentons la distance avec l'extérieur, du moins de façon symbolique, et nous nous protégeons. C'est une des réponses dont nous pouvons user en cas d'agression ou lorsque nous voulons nous rétracter à l'intérieur de nous-mêmes. L'histoire de Vanessa, reçue par Instagram, incarne très bien cela.

« J'ai vécu pendant longtemps une situation paradoxale. J'ai toujours été grosse, j'ai toujours voulu maigrir, et je n'y suis jamais arrivée. Ça pourrit complètement ma vie, je ne pense qu'à ça et j'ai mis longtemps à comprendre qu'il fallait que je règle mes problèmes et que je devienne plus courageuse. Ma mère, d'origine polonaise, s'est mariée avec un homme du Nord, plus exactement de Dunkerque. Les deux ont l'habitude de vivre "à la dure". Il n'y a pas de place pour les excès de sentiments, le travail est une valeur fondamentale. Je crois que c'est un héritage de leurs propres parents. Je n'ai jamais eu le droit à l'erreur pendant mon enfance. En attendant mes parents, j'étais obligée d'assurer des tâches ménagères, comme mon frère et ma sœur. À peine rentrée du collège, lavage, repassage, un coup d'aspirateur. C'était une vie difficile pour une enfant de mon âge. Une fois à table, rien n'était jamais parfait.

Un jour j'ai élevé le ton, car je voyais bien que ce n'était pas comme les autres enfants de mon âge, j'ai reçu une gifle de la part de mon père dont je ressens encore la chaleur sur ma joue. Le matin au petit déjeuner, contrairement à mes camarades, non seulement il fallait que je prépare tout moi-même, mais surtout que je nettoie tout avant de partir. Je recevais bien sûr en récompense une ou deux réflexions négatives. En route vers mon collège, je me revois me dire à voix basse que je les détestais. J'avais une rage, autant contre mon père que ma mère, que je n'arrivais pas à exprimer. De toute façon, je savais que je ne le pouvais pas sous peine d'en subir les conséquences.

J'ai grossi bien sûr. Ce fut encore pire, j'avais le droit à une double ration de réflexions. J'étais donc feignante et grosse. Je pense que mes parents m'aimaient tout de même, mais vraiment très mal. À l'adolescence, je me tenais à l'écart des gens de mon âge, car j'étais trop complexée par mon poids. J'avais du mal à accepter les invitations aux anniversaires et, plus tard, à prendre un verre à la sortie de l'école de commerce où j'étais. Je vivais solitaire. J'avais ma maison intérieure, finalement.

Je me suis dit que j'avais le droit au bonheur et que j'avais vraiment envie de faire une rencontre. Je me suis donc inscrite sur des sites de rencontre. C'est la pire chose que j'ai faite. J'avais bien sûr choisi les meilleures photos, j'avais un peu trop triché et ce fut une catastrophe. J'ai enchaîné les rendez-vous. J'ai vite compris que mon surpoids gênait tellement mon interlocuteur qu'il faisait tous les efforts de la terre pour s'échapper du rendez-vous aussi vite que possible. Dommage, certains étaient vraiment intéressants et me plaisaient beaucoup mais il faut être amoureux à deux. Bien sûr comme beaucoup, j'ai eu droit à des rendez-vous bidons, à des lapins. Bienvenue la séquence plan sexe. Au début, j'étais choquée et même si je savais refuser les propositions, cela me mettait en colère durant plusieurs jours. Je n'étais pas juste un morceau de chair. En plus, complexée par mon poids, je m'étais fait un film en me disant que chaque proposition était comme une expérience pour celui qui m'y invitait. Je n'en parlais jamais. J'ai continué à grossir encore et encore. Du coup, j'ai arrêté les sites de rencontre, car je me suis dit que, de toute façon, ça ne marcherait jamais avec ce poids. Je m'étais condamnée à une vie que j'avais dédiée à des loisirs personnels comme la lecture ou le cinéma. Mais toujours solitaires ! J'affichais toujours un sourire bienveillant. Vous savez, c'est normal, les gros essaient de se racheter par la gentillesse. Mais au fond de moi, certaines fois j'avais envie d'exploser et de dire leurs quatre vérités à tous ceux qui me faisaient du mal.

J'ai trouvé du travail. Franchement, j'étais folle de joie, car le cadre de travail était sympathique. C'était une entreprise nouvelle avec, pour la plupart, de jeunes salariés. Je me suis dit que j'allais m'investir dans mon travail et dans mes relations professionnelles. Les gens sont très cruels, mon poids a toujours été une gêne et ça n'a pas été différent ici. Tous ces collègues de mon âge préféraient aller prendre l'apéritif sans moi, probablement parce qu'ils avaient honte de moi. En tout cas, c'est ce que j'ai pensé. Je n'ai rien dit, comme d'habitude. J'ai fini par refuser d'aller chez mes parents car j'avais le droit aux sempiternelles réflexions sur mon poids, sur mon absence de relations amoureuses, sur ma façon de m'habiller… Je ne disais toujours rien.

Je me suis inscrite dans un groupe de parole pour essayer de résoudre ce mal-être dont je devenais de plus en plus consciente. J'ai rencontré un jeune homme qui venait là pour essayer de résoudre des états de panique à répétition. Loin de moi toute idée de relation avec lui. Vous imaginez bien que je pensais ne pas être fréquentable. Nous avons établi une relation purement amicale au début, échangeant sur nos difficultés respectives. J'ai plus parlé avec lui que dans le groupe. Moi aussi, je lui faisais du bien. Quand je lui racontais mes difficultés avec mes parents, il me regarda et me dit : « Envoie-les promener. » Ça peut sembler simple comme phrase, mais pour moi c'était une énorme surprise. Il était tellement évident qu'il avait raison. Je me suis dit que j'allais, pour une fois, l'écouter.

Quelque temps plus tard, je me suis rendue chez mes parents. À la première réflexion négative, j'ai haussé le ton et j'ai dit : « Ça suffit maintenant, j'en ai assez ! Je m'en vais, vous m'avez saoulée ça ne vous regarde pas, on n'est pas près de se revoir ! » Ils sont restés hébétés devant ma réaction. Mais pour moi, quel soulagement, quelle libération j'ai ressenti ! Habituellement dès que je sortais de chez eux, je me faisais ma petite boulimie à moi en solitaire, à la maison. J'ai immédiatement téléphoné à mon nouvel ami pour lui raconter. Il m'a chaudement félicitée et m'a dit : « Eh bien, tu vois, ce n'est pas si difficile que ça ! » Ça n'a l'air de rien mais, pour moi, c'était comme si j'avais atterri sur la Lune. Je me suis enhardie, quelques jours plus tard, je me suis imposée à l'apéritif avec mes collègues. J'ai brillé de mille feux. J'ai essayé d'être drôle, j'ai fait des blagues, j'ai été très amicale. Le lendemain, ce sont eux qui m'ont invitée. Mon ami m'a invité à dîner chez lui. Au milieu du repas, il m'a dit qu'il me trouvait très jolie, que j'avais un adorable visage et le sourire le plus joyeux à regarder. C'est la première fois qu'on me faisait des compliments. Je le trouve beau comme un dieu. Jamais je n'aurais pu imaginer qu'il se penche sur moi pour m'embrasser. Je me suis sentie, après ce baiser, apaisée et quand je suis rentrée chez moi, je me suis sentie belle. C'est quelque chose que je n'avais jamais ressenti.

Mon explication, c'est que comme le papillon et la chrysalide, je suis sortie de ma maison de graisse, j'ai laissé mon agressivité s'exprimer et suis devenue moi-même. Je suis un régime en ce moment, j'ai perdu 6 kg. Cela ne m'était jamais arrivé. Bien sûr, j'ai encore peur, surtout que ce ne soit qu'un rêve. Désormais, je vais vivre pour moi et je n'aurai plus peur des autres. »

Décryptage

On ne choisit pas d'être une victime, on ne décide jamais de l'être. Ce sont les gens autour de nous qui choisissent de nous faire du mal. Peu importent les raisons, puisque nous ne nous intéressons qu'aux effets.

Le premier mécanisme de défense dont nous disposons face aux agressions est la réponse verbale. Mais encore faut-il le pouvoir. Quand on est un petit enfant, il est difficile d'imaginer que nos parents veuillent nous faire du mal. Ce ne sont pas toujours des coups, de la violence physique, mais souvent une violence verbale. L'interprétation qu'un enfant peut faire de ce qu'on lui dit n'est pas la même que celle d'un adulte. Il n'est pas toujours capable de relativiser, de négliger, d'aller contre l'autorité de ses parents. Il va donc incorporer l'agression, la subir et se protéger en enfilant une couche amortissante.

On a toujours considéré que, face à ce type de maltraitance, la nourriture servait de compensation pour se donner du plaisir. Cependant, conformément à la théorie que je développe tout au long de cet ouvrage, l'agression psychologique s'apparente à un traumatisme physique et, en mettant de la distance avec l'autre, on s'en protège. Cette distance, c'est la couche de graisse. Grossir devient alors un traitement et c'est pour cela, entre autres, qu'il est alors tellement difficile de s'en passer par la suite.

Dans l'histoire qui nous occupe, Vanessa, rejetée de nombreuses fois, a érigé autour d'elle une maison de graisse dans laquelle elle peut vivre en solitaire. À la façon de la tortue, elle se replie à l'intérieur de sa carapace de graisse pour se protéger des autres et, en même temps, continuer à exister. Cette histoire est celle d'une jeune femme maltraitée par son entourage et sa famille.

À l'âge adulte, certaines personnes très sensibles, lorsqu'elles font l'objet de maltraitances, peuvent avoir le même réflexe. Le problème découle souvent de la cruauté de certains, capables de distribuer en alternance des mots d'indifférence, de sympathie et de méchanceté. C'est un phénomène qu'on observe souvent dans le harcèlement au bureau. Plus la « victime » semble fragile, sensible ou faible, plus le désir de faire du mal est fort chez l'agresseur. On pourra faire un parallèle avec la fameuse expérience de Milgram : lorsque l'on demande à quelqu'un de tester l'impact de l'électricité sur un témoin, on s'aperçoit qu'il est capable d'aller jusqu'à la dose la plus forte, au mépris de la sécurité du sujet. La graisse est réconfortante, c'est d'ailleurs l'image qu'elle renvoie avec sa notion de viscosité, sa capacité de glissement et son impossibilité à se mélanger avec un liquide facilement. Nous vivons avec toutes ces images qui se croisent entre elles et nous les associons de façon confuse. Ce qui explique qu'il soit si difficile de démêler le fil des troubles psychologiques. Mais le plus important ici est de comprendre que la prise de poids constitue parfois un outil pour combattre des situations pour lesquelles il ne semble pas y avoir de solution évidente.

L'hypertension mentale, le surmenage

Beaucoup d'entre nous comprendront cette histoire. Nous allons appeler cette femme Carine. Elle est mère de famille, a deux enfants, est mariée avec un homme peu habitué aux tâches ménagères. Elle travaille dans un bureau tous les jours à 8 h 30 et est supposée finir à 17 h 30 – ce qui n'arrive jamais. La course est une vie pour elle. J'ai inversé les termes intentionnellement, bien qu'on soit toujours tenté de dire que « la vie est une course ».

En réalité, courir est le quotidien de cette femme car elle n'a pas d'autre choix. Évidemment rien ne se passe jamais parfaitement comme il faut. Le matin, il faut se dépêcher pour préparer les petits déjeuners des enfants après les avoir réveillés, décider qui de son mari ou d'elle les accompagnera à l'école. Elle ne peut pas arriver en retard au travail car son chef est très agressif et ne manque jamais une réflexion désobligeante. Sa nouvelle collègue est extrêmement désagréable, les conditions de travail ne sont plus bonnes. Elle doit manger en vitesse, car elle a envie de raccourcir la pause pour ne pas rentrer tard chez elle et, entretemps, elle reçoit un mail qui lui annonce que le réparateur de machine à laver ne peut pas passer avant trois jours. Il faut qu'elle aille faire des courses pour préparer le dîner, car il n'y a plus rien dans le réfrigérateur. 17 h 30 arrive, elle doit préparer le repas mais également surveiller les devoirs des enfants. Son mari rentre grognon, l'ambiance est tendue à la maison : la voiture a besoin d'être réparée et le budget est serré ce mois-ci. Elle n'a pas vu ses parents depuis longtemps et culpabilise. Chaque jour, le moindre petit grain de sable dans les rouages décale tout et elle rentre en état de panique. Alors pour oublier, elle grignote chocolat, bonbons et tout ce qui peut lui tomber sous la main. Elle prend du poids et ajoute ainsi un sujet supplémentaire à toutes ses autres préoccupations. Je pourrais continuer à l'infini, c'est la vie de beaucoup d'entre nous.

Elle va se mettre au régime et donc se sentir encore plus frustrée. Son caractère change, elle se dispute de plus en plus fréquemment avec son mari. Cela augmente encore son niveau de stress. Elle maigrit mais la situation n'a pas changé, donc elle regrossit et ainsi de suite.

Décryptage

Cet exemple est assez classique, mais j'aurais pu en envisager beaucoup d'autres ; j'ai parlé ici d'une femme, mais cela aurait tout aussi bien pu être un homme. Quand il y a un débordement dans la vie, la nourriture peut être utilisée pour manifester ce qu'on appelle communément le stress. Malheureusement c'est un terme extrêmement vague et, la plupart du temps, il est le reflet de certaines peurs ou, tout simplement, d'une anxiété. En l'occurrence, cette anxiété occupe en permanence l'esprit de notre sujet : elle angoisse à l'idée d'être dans les temps, de tout faire le mieux possible, de préserver les rapports avec son mari, d'assumer toutes les tâches qu'elle s'est elle-même contrainte d'accomplir… Avec tout ça, le sommeil est difficile à trouver et, bien sûr, cela augmente encore la facilité à grossir ainsi que la tension nerveuse. Dans ces cas-là, il existe deux options : avouer qu'on en a assez et s'éviter ainsi le fameux *burn-out*, ou bien « porter le poids » de toutes ces charges.

À l'époque où je travaillais à l'hôpital Bichat, nous avons réalisé des expériences sur les comportements alimentaires et travaillé sur un modèle animal. Nous placions de la nourriture dans les cages et, par moments, nous laissions une musique forte et désagréable dans la pièce, ce qui stressait les animaux. Ils avaient à leur disposition une nourriture tout à fait standard, sans aucune fantaisie, adaptée à des rats. Moins d'une heure après la mise en route de la musique, ils manifestaient un état d'agitation aiguë par une activité intense, déambulant d'un bout à l'autre de la cage. Puis ils fonçaient sur la nourriture, repartaient courir dans la cage, retournaient à la nourriture et en définitive consommaient environ 40 % d'aliments en plus que dans un environnement sans stress. La relation était très claire : le stress et l'anxiété qu'il provoquait entraînaient une augmentation de la consommation alimentaire. Comment expliquer cette relation ? Nous avons été tentés par les facteurs hormonaux : le taux d'adrénaline qui était sécrété sous l'impact du stress provoquait probablement une stimulation des zones du cerveau responsables du plaisir. De fait, en activant cette zone, le rat se trouve obligé de manger. Une autre explication soumise par les psychologues était que, pour évacuer le stress ou y trouver une réponse, le geste de manger était un facteur d'apaisement. L'activité permettrait selon eux de se détacher de la cause du stress. Pour ma part, je crois que les deux explications sont valables et s'appliquent également à nous-mêmes.

Voilà pourquoi, dès que l'on rentre en « hypertension mentale », c'est-à-dire que nous avons trop de choses à penser et à régler, la nourriture permet d'activer les ondes du plaisir et, en même temps, d'anesthésier un cerveau qui fonctionne à une allure beaucoup trop rapide. C'est ce que j'explique aujourd'hui aux personnes dont la vie semble plutôt classique, mais qui se sentent au-delà de leurs limites. J'ajoute que les limites ne sont pas les mêmes pour tout le monde : certains supportent très bien l'hyperactivité, et pour d'autres, une activité même modérée devient insupportable. C'est aussi un des facteurs qu'il faut envisager lors de prises de poids inexpliquées. Un amaigrissement mal conduit qui génère du stress et de l'anxiété, surtout s'il ne réussit pas, est un facteur d'aggravation.

Le traumatisme

Pour définir le traumatisme, on dit que le malade « a vécu par le passé un souvenir traumatisant oublié, qui se traduit par une quelconque angoisse ».

J'ai reçu il y a quelque temps une lettre d'une personne que j'avais vu en consultation et qui habite désormais hors de France mais qui continue à me suivre sur les réseaux sociaux.

« Cher Docteur, j'ai vu que vous demandiez des témoignages sur les réseaux sociaux et je me suis dit que j'allais vous raconter l'histoire de mon père que j'ai fini par comprendre avec les années. Mon père était orphelin, car son propre père avait été assassiné pendant la guerre par les nazis alors qu'il n'avait que 13 ans. À la force du poignet, il a réussi, avec les années, à créer sa propre entreprise, malgré toutes les difficultés que l'on peut imaginer. Il est devenu soutien de famille très rapidement. Il a pris soin de sa mère, de sa sœur et de son frère. Ses affaires sont devenues florissantes au point qu'il s'est construit une belle maison et a épousé ma mère éperdue d'amour pour lui. Il incarnait l'image parfaite de la réussite, ce que l'on appelle un "self-made-man".

Il nous a élevés, avec mes deux sœurs et mon frère, dans un sentiment de bonheur et de tranquillité à nul autre pareil. Nous avons eu une enfance exceptionnelle, baignés dans l'amour et la joie en permanence dans notre maison. Pourtant en vous écrivant cela, je me souviens avoir plongé de temps en temps dans les yeux de mon père et avoir ressenti une nostalgie que je ne savais pas interpréter jusqu'à ce jour. Notre maison était très grande, nos chambres se situaient au premier étage, celle de mes parents, proche de la cuisine, au rez-de-chaussée, mais le sous-sol était très particulier. Il y avait une cave à vin que mon père achalandait avec régularité, si bien que nous avions probablement un millier de bouteilles. Il faut dire qu'à l'époque l'usage était d'en consommer à chaque repas. Seuls ma mère et mon père en buvaient, pendant longtemps de façon extrêmement modérée.

À côté de cette pièce, une autre était très impressionnante. C'était véritablement une épicerie. Il y avait des centaines de bocaux ou de boîtes de conserve de légumes, de poisson, de tomates, bref de tout ce qu'on peut trouver dans un magasin alimentaire. Au plafond était toujours suspendu au moins un jambon. Il y avait de la farine, des pâtes, du riz. Dans notre jardin, ils avaient installé un poulailler pour avoir des œufs frais. Tout cela m'a paru extrêmement normal pendant longtemps, et c'est seulement quand j'ai commencé à visiter les maisons de mes amis, que je me suis questionnée sur cette différence entre leur maison et la nôtre. J'ai longtemps cru que le modèle idéal était le nôtre, j'en retirais même une certaine fierté. C'était très impressionnant de faire visiter à nos amis, en quelque sorte, notre propre supermarché. C'était aussi, je l'avoue, pratique de pouvoir dérober de temps en temps, adolescents, quelques bouteilles de vin. Nous avions également chez nous un pétrin de boulanger, un véritable pétrin professionnel et une machine à trancher la charcuterie. Les placards de la cuisine étaient remplis d'ustensiles en tous genres. Le sous-sol était l'épicerie et la cuisine un magasin d'ustensiles pour la restauration.

Les années passant, mon père est devenu plus disert sur la période de la guerre. Il nous a expliqué ce qu'étaient les tickets de rationnement et la difficulté à s'alimenter. Il était obligé de prendre un vélo pour aller dans les campagnes et trouver des systèmes illégaux afin de ramener de la nourriture à la maison pour sa mère et les enfants. Il pratiquait, comme beaucoup d'autres, le marché noir. Ses affaires sont devenues moins bonnes et il s'est mis à grossir de façon démesurée. Plus aucun pantalon ne pouvait lui convenir au point qu'il portait (c'est un détail qui m'a marquée) en permanence des bretelles qui lui donnaient un air un ridicule pour un homme tellement coquet.

Il s'est mis à devenir beaucoup moins généreux. Bien sûr, il avait encore beaucoup d'argent, mais j'avais l'impression qu'il avait peur de manquer. Il décida de vendre la maison, non par manque d'argent, mais pour investir dans une propriété beaucoup plus loin de Paris. Il ressassait de plus en plus le passé, la guerre, et je voyais des larmes sur son visage quand il racontait l'épisode douloureux de l'arrestation de son père. Cette image figée dans sa tête était la dernière qu'il avait eu de lui. Je sentais bien qu'il était torturé par le désir de savoir ce qui avait bien pu se passer avant qu'il ne soit envoyé en camp d'extermination. Et plus il grossissait, plus je le sentais triste, plus il me parlait du passé.

Il a d'abord commencé par clôturer la propriété qu'il avait achetée, puis il a électrifié la clôture. Il s'est acheté deux chiens, des schnauzers géants noirs, les chiens que les nazis avaient dans les camps de concentration. Un jour que nous allions passer le week-end chez lui, nous avons eu la surprise, avec mon mari, de voir apparaître des constructions autour de la propriété, à l'intérieur. C'était, nous dit-il, des lieux en hauteur d'où il pouvait observer la vie des animaux. C'était clairement la représentation d'un mirador. Il avait arrêté de travailler et avait transporté l'épicerie, la cave à vin et les ustensiles de cuisine dans le nouveau logement. Il a grossi jusqu'à en mourir. Impossible de lui faire un pontage cardiaque tellement les artères étaient bouchées. Il ne pouvait presque plus marcher.

En fait, j'ai compris que, toute sa vie, il avait vécu dans le traumatisme de la mort de son père et la difficulté d'assumer sa survie et celle de sa famille. En pleine ascension sociale, il a réussi à oublier ces moments, mais par la suite ils sont revenus en force. Il a fait de son ventre un garde-manger pour exorciser les peurs qu'il avait eu à la période du manque alimentaire. Il a tenté de recréer l'univers d'un camp de concentration pour essayer de trouver ce qu'il avait pu arriver à son père et se le figurer. Mais, en même temps, il avait fabriqué son propre camp de concentration, dont il était le seul maître et non la victime, pour se protéger artificiellement d'une peur qui l'a toujours habité. Mon père n'aurait jamais parlé à qui que ce soit de tout ce que je viens de vous raconter et je ne sais même pas s'il en avait conscience. Aujourd'hui, je me rends compte de la puissance du traumatisme qu'il avait vécu, qu'il nous a épargné pendant longtemps. Ce n'est que vers la fin de sa vie que nous avons appris beaucoup de choses. Si j'avais compris tout cela auparavant, j'aurais probablement pu l'aider plus. Je regrette cette obésité qui l'a fait mourir mais encore plus le fait de savoir qu'il y avait peut-être une solution. J'espère que cela vous aidera dans la rédaction de votre ouvrage.

Je vous envoie mes souvenirs amicaux. »

L'assimilation ou la fusion

F est un adolescent d'environ 16 ans qui vient me consulter avec sa maman pour une perte de poids modéré. Il est très réservé, me regarde avec des yeux très noirs, intrigués. C'est sa mère qui prend la parole, mais elle ne parle que l'anglais. Ce sont des réfugiés de Syrie qui ont fui la guerre et sont arrivés en France il y a huit ans. Dès leur arrivée, le fils a été scolarisé et parle donc le français. Il acquiesce mais ne parle toujours pas. Elle s'inquiète parce qu'elle le voit prendre du poids régulièrement, mais aussi parce qu'elle voit que cela l'obsède, qu'il ne parle que de ça à la maison. Il a supprimé son petit déjeuner et refuse souvent de manger. Elle me supplie d'aider son fils.

J'essaie de parler avec lui, mais il me répond souvent par onomatopées :

« Tu as vraiment envie de maigrir ?

— Oui.

— Tu es prêt à supporter un encadrement un peu précis ?

— Oui, je ferai tout ce que vous voulez. »

Très souvent en cas de déracinement, que ce soit par détresse ou simplement par modification de la nature de la nourriture, on observe des prises de poids. Lorsqu'un de nos concitoyens se retrouve dans un pays étranger ou inversement, les repères alimentaires ne sont plus les mêmes, la tentation de la nouveauté renforce le désir de manger. Le bilan est souvent une prise de poids, parfois importante. Il n'est pas nécessaire d'aller à l'étranger, car quelques fois un simple changement de région provoque les mêmes effets. Habitués à certains types d'aliments, certaines façons de cuisiner, on peut se retrouver dans un univers que l'on a du mal à maîtriser. Nous mettons beaucoup de temps à harmoniser notre alimentation en fonction de nos besoins et des aliments dont nous disposons. Il suffit par exemple que les aliments ne soient pas les mêmes pour avoir du mal à atteindre cet équilibre entre les quantités ingérées, les aliments eux-mêmes et notre poids. C'est *a priori* ce que j'ai pensé pour ce jeune homme.

Parmi les questions quc jc pose, particulièrement chez les adolescents, je m'intéresse beaucoup à leurs activités hors famille et hors scolaire. Je fais cela juste pour connaître le contexte et le niveau de sociabilité. Cela mc donne un indicateur sur le moral de la personne. Lorsqu'il y a peu de relations amicales, peu d'activités extrascolaires, cela m'oriente souvent vers un trouble du moral. Les premiers temps, j'ai donc pensé qu'il s'agissait d'un phénomène d'assimilation. Désireux de s'intégrer à son nouveau pays, il incorpore des aliments qu'il n'avait pas auparavant en Syrie. Je parle surtout avec sa maman et lui demande s'il a beaucoup d'amis.

« Non, me répond-elle, il passe beaucoup de temps à la maison avec son ordinateur et son téléphone. Je lui ai dit qu'il pouvait inviter certains de ses camarades mais il ne le fait pas. » Il hoche la tête pour me signifier qu'il n'est pas complètement d'accord.

« Vas-y, dis-moi ce que tu fais.

— Je joue au football 2 à 3 fois par semaine quand ils veulent bien que je sois avec eux.

— Qui ça, eux ?

— Les garçons qui jouent au parc, en bas de chez moi.

— Donc tu as des amis ?

— Non, pas vraiment des amis, mais je les connais et j'essaie d'être copain avec eux.

— Comment fais-tu ? Ma mère me donne de l'argent et dès fois c'est moi qui achète le chocolat.

— Explique-moi.

— En fait, on va jouer au football à la sortie des cours, sur le terrain en bas de chez nous, mais comme on n'a pas le temps de prendre le goûter, on va à la boulangerie, on achète des baguettes et on mange du chocolat.

— Beaucoup ?

— Oui, assez. On prend une demi-baguette chacun et une tablette de chocolat[2].

— Tu aimes ça ?

— Non, pas trop, mais il faut que je fasse comme tout le monde. »

Je demande à la maman comment il mange à la maison.

---

2. Soit un total de 800 kCal.

« Il ne mange rien, Docteur, je vous assure. Je lui fais les plats qu'il aime et il ne veut pas les toucher parce qu'il a trop envie de maigrir. Il faut vraiment m'aider, Docteur.

— Vous pouvez me dire de quoi sont faits ses plats ?

— Oui ce sont des plats traditionnels syriens (tout cela en anglais, des graines, de la sauce, de la viande ou du poisson et des légumes). Je les prépare le matin et il peut manger avant que je rentre de mon travail (elle est traductrice dans un organisme officiel), mais il ne touche rien si je ne le force pas quand je rentre.

— Tu n'aimes pas ça ? je questionne le jeune homme.

— Si, j'aime ça, mais ça fait trop grossir.

— Je vais te faire maigrir mais on va changer ta nourriture, si ta mère est d'accord. »

Je lui donne une alimentation de type occidental tout à fait classique mais quelque chose le tracasse. Il s'inquiète de pouvoir garder le chocolat et le pain au goûter. Je lui explique que je ne crois pas que ce soit possible, mais que je peux le remplacer par un fruit et un petit fromage. Il est très contrarié.

« Tu ne peux pas maigrir en mangeant au goûter l'équivalent d'un repas, je lui explique. C'est très ennuyeux ?

— Oui, affirme-t-il.

— Tu peux quand même t'en passer pendant quelque temps ?

— C'est très difficile, ça me fait peur.

— Peur ? »

Je suis très étonné. Il continue : « Ils ne me laisseront plus jouer au foot avec eux. »

Je viens de comprendre. Le pain et le chocolat sont une offrande destinée à communiquer avec ses autres camarades. Il pense que s'il arrête, il ne sera plus intégré. En réalité, cet enfant est victime d'un traumatisme de déracinement, mais il est fort et volontaire et tente de s'acclimater à son nouveau pays. La nourriture est un symbole tellement fort, que c'est le premier des moyens qu'il a trouvé. Il pense qu'il est naturel de manger du pain et du chocolat quand il joue au foot. Il veut gommer la différence et manger de la même façon que les autres. C'est aussi pour cela qu'il refuse la nourriture de sa mère qui le distingue trop des autres. Je ne vais pas le brusquer et nous transigeons. Sa maman va faire à manger exactement ce que je lui propose et je vais intégrer au régime un petit morceau de pain et quelques carrés de chocolat.

Il revient un mois plus tard, vraiment très amaigri. Je lui ai probablement fait peur en lui expliquant les calories contenues dans le pain et le chocolat. Du coup, il garde le pain et le chocolat comme je le lui ai conseillé, mais il a quasiment arrêté de manger aux autres repas. Sa mère est désespérée. Si je regarde son poids, le résultat est plus que satisfaisant, mais je ne peux pas accepter un tel déséquilibre et j'ai peur du futur. Il se met à geindre et me dit que sa mère ne fait pas du tout ce que je lui ai demandé. Elle prend un air outré en entendant cela, et un débat très vif s'amorce entre elle et lui : « Il a dit de pas mettre autant d'huile dans les salades et tu fais en permanence des plats en sauce, c'est pas du tout le régime. »

Je la regarde d'un air interrogateur. Elle baisse la tête et me dit qu'il faut bien qu'il mange, ce sont tous les plats qu'il aime. Comme à l'accoutumée, je rentre dans une négociation et finalement je l'emporte. Elle promet qu'elle respectera à l'avenir ma prescription. Le mois suivant il a encore maigri, un peu moins vite, mais il est très satisfait. Nous avons gagné lui et moi. Il a gardé son pain et son chocolat qui lui donnent l'impression d'appartenir à cette bande de jeunes gens (ce qui ne fait de mal à personne). Il se trompe bien sûr, mais il apprendra probablement à s'en passer tout seul plus tard, comme les autres.

Décryptage

Il y a plusieurs facteurs qui rentrent en compte dans cette histoire. Le premier, c'est le décalage alimentaire entre son univers précédent et le nouveau. Il va falloir que sa mère s'adapte à de nouveaux aliments et à une nouvelle façon de cuisiner. Le climat dans notre pays n'est pas le même que celui de la Syrie. On trouve certes des glucides, des lipides et des protéines, mais les aliments ne sont pas les mêmes et ne se cuisinent pas de la même façon. C'est un facteur technique qui n'a rien de psychologique et qui est tout à fait réel. Par contre le déracinement a probablement déstabilisé mon petit patient qui trouve un réconfort dans la nourriture, de surcroît différente de la précédente. Isolé à l'école à cause de son accent différent, de sa façon d'aborder les autres, de sa tenue, en résumé pour reprendre une expression commune « un canard au milieu des poules », il va tenter de s'intégrer le plus vite possible pour effacer ses douleurs. Il a donc assimilé le fait d'accepter de jouer au foot, et donc de s'intégrer avec de nouveaux camarades, et le pain et le chocolat. C'est probablement ce qui l'a le plus marqué, surtout ce qu'il avait le plus de facilité à reproduire. Manger, c'est s'incorporer à soi-même, voilà le fondement psychologique. En mangeant le pain et le chocolat, il pense qu'il absorbe une culture et qu'il facilite son intégration. C'est très souvent que l'on rencontre ce genre de situations.

En complément, il faut noter que, désireux de faire plaisir à sa mère, pendant longtemps, avant de me rencontrer, il bricolait comme il pouvait sa nourriture. Il mangeait ce qu'elle lui donnait et tentait d'en jeter discrètement une partie chaque fois qu'elle n'était pas à proximité. En acceptant la nourriture de sa mère, il s'intègre à sa propre famille et lui montre son amour. Elle lui donne, il reçoit, et dans ce dialogue alimentaire, c'est l'amour qui est en jeu. Quand il refuse, elle est très frustrée, c'est comme si elle ne ressentait pas son amour et que lui ne recevait pas le sien. Par exemple, l'anorexie où le sujet arrête de manger pour fermer toute relation avec l'extérieur. C'est pour cela que la nourriture est un outil qui permet de faire passer des sentiments ou de les oublier.

La famille

Les parents qui projettent leur vécu sur leur enfant

Famille je vous aime ! Voici encore une histoire issue d'Instagram.

« Bonjour Docteur, je souhaite partager mon histoire concernant ma prise de poids ou plutôt mes variations de poids qui ont, en grande partie en effet, un déclencheur psychologique. [...] D'abord je suis née au sein d'un couple antagoniste : un père juif tunisien pour qui la table est un vrai lieu de convivialité et qui voue un culte énorme à la cuisine ainsi qu'à la « bonne bouffe » et une mère anorexique pour qui manger ne se faisait que par nécessité. Elle disait : « Je mange uniquement pour me nourrir. » Donc j'ai grandi entre deux directives contradictoires : « Mange, mais ne grossis pas »...

D'un côté, un père qui me certifiait que l'huile ne fait pas grossir et de l'autre une mère qui me disait que le gras la dégoûtait. J'ai développé des troubles du comportement alimentaire en me dirigeant vers l'anorexie. Sans jamais vraiment tomber dedans car mon père ne supportait pas de me voir manger peu et ma mère, consciente de son état, ne voulait pas que je grossisse mais ne voulait pas non plus que je mange trop ou trop gras. J'ai donc toujours écouté ce qu'on me disait et je tournais autour des 48-50 kg pour 1 m 52, ce qui était trop pour ma mère d'ailleurs… J'ai donc développé ce que l'on appelle une dysmorphophobie : je me voyais au moins aussi grosse que ce que ma mère me laissait entendre.

À 15 ans, j'ai vécu deux chocs avec la perte de ma grand-mère, puis, 2 mois plus tard, celle de mon frère qui m'ont plongée dans une relation complexe avec la nourriture. Ensuite j'ai emménagé avec mon futur mari à 20 ans : résultat, 5 kg en un an, fiesta tous les week-ends, j'étais libre de manger ce que je voulais. Je maîtrisais toujours ce que je mangeais, je faisais toujours beaucoup de sport pour essayer de maintenir mon poids mais l'amour fait grossir, paraît-il… Je suis montée progressivement à 59 kg. Là c'est devenu compliqué car mon IMC devenait surpoids.

À 23 ans, première grossesse, mais hypercadrée avec un accompagnement par une nutritionniste, j'ai pris seulement 11 kg et j'ai terminé ma grossesse à 70 kg. Selon moi, ce n'était pas mal mais pas selon les médecins qui n'ont eu de cesse de me répéter que j'avais pris trop de poids. Bref césarienne, impossible d'allaiter, donc dépression post-partum. Moi qui étais sortie de la maternité à 62 kg, mon poids n'a cessé de monter.

Deux ans plus tard, ma mère a déclaré un cancer de l'estomac qui l'a emportée à l'aube de mes 25 ans. Le drame de ma vie ! J'ai gardé au chaud les kilos qu'elle perdait. Au fur et à mesure qu'elle maigrissait, je grossissais et je lui disais : « Je te les garde pour ta guérison. » Elle n'a jamais guéri et moi je suis remontée à 68 kg.

Ensuite, mon conjoint, qui ne l'était pas encore officiellement d'ailleurs, a subi une opération grave qui aurait pu lui coûter ses jambes voire la vie, c'était trop difficile et la nourriture a été mon refuge. Suite à cela, j'ai décidé de me reprendre en main car je n'en pouvais plus de ce corps énorme que je voyais bien sûr de manière disproportionnée. Je voyais, et vois toujours, un ventre énorme et un double menton protubérant, bref un tonneau sur pattes. Je me suis abonnée à *Savoir maigrir*, je suis descendue à 59 kg et je suis retombée enceinte de mon bébé bonheur. Cette fois, pas de suivi diététique... Je m'étais autoanalysée (mal d'ailleurs) et j'avais déduit que ma première prise de poids était due au suivi strict pendant ma grossesse. Donc cette fois, pas de restriction, j'allais laisser faire la nature et je perdrais le poids ensuite. Je l'avais fait une fois, je pouvais le refaire, c'était sûr. La nature m'a fait prendre 17 kg et je suis montée à 76 kg en fin de grossesse. Nouvelle césarienne mais préparée cette fois, un allaitement réussi. Je suis sortie de la maternité à 68 kg, mal dans ma peau mais heureuse. Pas de dépression, tout allait bien.

J'ai ensuite réussi à perdre un peu jusqu'à atteindre 60 kg, mais impossible de stabiliser vraiment. J'étais mal au travail et en indécision. Mon poids était le reflet de mes sentiments au travail. Je décidais de *virer professionnellement*. S'en sont suivies trois années de stress qui m'ont refait prendre du poids. Toujours plafonnée à 68, je monte progressivement au fil des années à 70, puis je ne me pèse plus. J'étais un cas désespéré. Je finis par trouver une situation stable et un travail qui me plaît : j'avais atteint les 76 kg.

Mon petit frère s'est marié et là, le choc en voyant les photos, je devais faire quelque chose. En 2017, j'ai entrepris une thérapie qui est encore en cours aujourd'hui. Elle m'a permis de comprendre tous ces mécanismes et de prendre du recul. j'ai perdu, puis repris. Avant le confinement, j'étais redescendue à 64 kg. Pendant le confinement, j'ai réussi à maintenir ce poids et je me plaisais mais depuis la fin du premier confinement, j'ai repris du poids.

Un nouveau choc émotionnel est venu me perturber. Alors que j'étais en plein épanouissement professionnel, j'ai été la victime d'une harceleuse. J'ai failli perdre mon travail à cause d'elle et j'ai fait un *burn-out*, un vrai. Vous savez celui où votre cerveau vous lâche. J'étais devenue l'ombre de moi-même et je mangeais machinalement. Je me suis réveillé de ce cauchemar en février 2022 en pesant de nouveau 76 kg. Aujourd'hui je vais mieux, j'apprends à lâcher prise mais j'espère encore perdre ce poids en trop qui conditionne pas mal mon état d'esprit. Quand je suis mince, je me sens bien et j'ai l'impression que je peux tout faire. Quand je suis grosse, je me sens mal et impuissante et j'ai l'impression que tout est un échec. Voilà docteur ce que je voulais partager aujourd'hui, je suis sur une bonne pente psychologique et j'y crois, je vais m'en sortir. »

Décryptage

Certaines familles ont tendance à considérer que leurs enfants sont comme des vases que l'on pose sur une étagère. Il s'agit d'avoir le plus beau, le plus réussi, bref celui qu'ils avaient imaginé. Eux-mêmes en mieux finalement.

Aimer son enfant ce n'est pas cela. Les parents qui traumatisent dès le plus jeune âge leurs enfants sont souvent à l'origine d'histoires de poids qui n'en finissent jamais.

Les parents qui créent le problème de poids de leur enfant

Voici une histoire émouvante que l'on m'a également envoyée sur Instagram.

« J'ai 50 ans et ça fait 40 ans que j'ai des problèmes de poids. Je dis que j'ai des problèmes de poids mais ce serait plus juste de dire qu'on me dit que j'ai des problèmes de poids. Depuis l'âge de 10 ans, ma mère me saoule avec cela, elle m'a fait passer par des régimes, des prises de médicaments, des opérations et beaucoup de souffrance. À 11 ans, on ne comprend pas forcément pourquoi on n'a pas le droit d'aller à l'anniversaire d'une copine sous prétexte que l'on est au régime. Et un peu plus tard, on ne comprend toujours pas pourquoi on n'a toujours pas le droit d'aller à l'anniversaire d'une copine sous prétexte que l'on est au régime… On ne comprend pas non plus les paroles dures et blessantes d'une mère qui dit à un ami de classe qu'il est arrivé qu'elle ait honte de vous et de votre physique.

On ne comprend pas non plus pourquoi on vous oblige à faire des cures d'amaigrissement alors que l'on est adolescente, à prendre des médicaments (pondérale retard, calmants) provenant de la pharmacie personnelle d'un médecin qui m'ont provoqué plusieurs crises d'épilepsie et d'hypoglycémie, ce qui m'a valu une hospitalisation.

On m'a toujours fait croire que j'étais anormale mais, quand je vois des photos de moi à l'âge de 14 ans, je ne vois pas où était le problème. J'étais jolie mais, malheureusement, le mal était fait et l'idée que j'étais grosse, donc anormale, était bel et bien dans ma tête. Impossible de me l'enlever.

Quand je demande à ma mère où était le problème, elle me répond qu'elle a fait ça pour mon bien. Certains médecins ne m'ont pas aidée en me faisant comprendre que, si j'étais grosse, c'était parce que je mangeais. L'un d'entre eux m'a dit : « Il n'y a pas de secret, dans les camps de concentration, il n'y avait aucun gros. » Le message était clair, très clair.

À 14 ans, je suis tombée sur mon grand-père en plein adultère chez moi. Gros traumatisme, j'ai demandé à aller en pension et là j'étais heureuse. Et j'ai mangé. Et j'ai grossi. J'ai eu des liposuccions réalisées par un médecin, ami de la famille, dans une salle derrière son cabinet. Je ne suis pas certaine de la légalité de ces interventions. Depuis lorsque je reste très longtemps debout, j'ai le côté de la cuisse qui me brûle. Un nerf a peut-être été touché.

J'ai fait le yoyo toute ma vie et je n'ai pas été, et ne suis toujours pas, heureuse dans ma vie intime. Je me suis mariée, j'ai divorcé sept ans après, après avoir été trompée. Heureusement j'ai eu un fils qui est un amour. En

2013, j'ai retrouvé mon premier amour et je suis parvenue à perdre 40 kg toute seule. Du bonheur ! Je me sentais si bien mais cet homme ne voulait pas que notre relation soit stable, du coup j'ai regrossi.

Le dernier discours de mes parents est que, si je ne fais pas quelque chose pour maigrir ou me prendre en main, je vais mourir. Et si je meurs, que va devenir mon fils ? Il a besoin de moi. Comme je vis à l'étranger et eux en France, ils me disent que si je meurs, ils ne verront plus leur petit-fils.

Voilà mon histoire résumée, très résumée. Je n'ai aucune confiance en moi, ne supporte pas mon image et le regard des autres. Je me sens jugée en permanence car oui, maintenant, je suis grosse. Finalement, je suis ce qu'ils m'ont dit que j'étais. J'ai un immense sentiment de gâchis et de colère envers ma mère. Du coup, maintenant je suis dure avec elle et je m'en veux mais je n'arrive pas à faire autrement. J'espère que mon histoire vous sera utile. »

Décryptage

La prise de poids peut répondre à un problème d'ordre psychologique, quelquefois très ancien. Lors de la répétition des soucis, on trouve un apaisement dans la nourriture et ce d'autant plus qu'on a appris très tôt le mécanisme qui consiste à manger pour soulager des douleurs. On peut donc réutiliser le même système plusieurs fois, ce qui provoquera bien entendu une prise de poids à chaque fois. Ensuite c'est l'engrenage : les prises de poids suivies de pertes de poids à répétition rendent l'amaigrissement beaucoup plus difficile et la prise de poids beaucoup plus rapide. C'est comme cela que l'on construit progressivement une obésité de plus en plus difficile à traiter. Vient un moment où certaines personnes renoncent et on peut le comprendre. C'est difficile de maigrir et c'est douloureux de reprendre du poids. On peut donc comprendre le désir d'abandonner de ces gens. Par contre, si on a à cœur de parler de la douleur, de la laisser s'exprimer et si on ne parle plus de « régime » mais d'une « alimentation équilibrée », on peut y arriver avec beaucoup d'empathie et de l'indulgence. Ce sera le cas cette fois-ci, mais le travail commence à peine…

Les fétiches

Il est extrêmement fréquent que je reçoive en consultation des femmes avec une prise de poids survenue au cours d'un cancer du sein. J'ai pris l'habitude de vivre le même scénario à chaque fois. Après la découverte du cancer du sein, le traitement est mis en place. Une fois le traitement fini, on observe une prise de poids, la plupart du temps entre 4 et 8 kg. En général, toutes les tentatives de régime échouent tant que durent les rendez-vous de contrôle. Par contre, quand tout se passe bien, il suffit que le chirurgien annonce ne plus avoir besoin d'un nouveau rendez-vous avec la patiente pendant cinq ans pour que les régimes réussissent.

On a pendant longtemps expliqué cela par la nature des traitements, la sédentarité et une augmentation de l'appétit. En réalité, c'est à l'imagerie populaire qu'il faut attribuer ce mécanisme. Pendant longtemps, les traitements contre le cancer n'étaient pas aussi performants qu'ils le sont aujourd'hui. Le stigmate principal de la maladie était un amaigrissement conséquent. Le corollaire contradictoire étant que si on était gros, on ne pouvait pas avoir de cancer. Ainsi si un cancer est diagnostiqué mais que l'on grossit, cela signifie que l'on va guérir.

Au cours de toutes les maladies, on surveille, pas forcément à tort d'ailleurs, l'appétit de la personne et l'évolution de son poids. On associe l'envie de manger avec la vie, comme dans l'expression « appétit de vivre ». À l'inverse de certaines philosophies comme l'ascétisme, on peut donc se demander si ce paradigme qui associe envie de manger et santé est justifié. Cependant, comme il est bien intégré dans notre imaginaire collectif occidental, la nourriture intervient comme un fétiche garant de bonne santé. Un poids élevé signifie l'absence de maladie. Malgré la popularisation de l'exercice physique, de la nécessaire régulation du poids et de l'intérêt du bien manger, cette idée est encore très présente. Grossir symbolise parfois une peur de la maladie et l'aliment incarne un médicament. C'est cela que j'appelle un fétiche, une forme superstitieuse de protection contre la maladie. On retrouve cet aspect dans la notion de « super aliment ». Tout le monde est friand aujourd'hui du dernier produit à la mode supposé rendre performant, empêcher de tomber malade, protéger du cancer… Spiruline, poudre de baobab, graines en tout genre, aliments fermentés, produits bio, etc., malgré certaines vertus, ont plutôt la valeur de talismans que de vraies propriétés scientifiques.

Si la nourriture est un fétiche, on peut aller plus loin et se demander si le corps ne l'est pas également. Nous avons tous pris l'habitude, moi compris, de considérer la prise de poids au moment de la ménopause comme un événement inéluctable. Augmentation légère de l'appétit, diminution des hormones, perte de surface musculaire, petite sédentarité... Tout colle bien sur le plan scientifique. De nombreuses femmes pourtant extrêmement soucieuses de leur poids acceptent avec fatalité, je l'observe régulièrement, une prise de poids inopinée pendant la ménopause. Cela m'a toujours étonné surtout quand je les ai vues se battre pendant des années pour un ou deux malheureux kilos. Pendant longtemps, le statut de la femme ménopausée était assimilé à celui d'une femme moins désirable, qui basculerait, en quelque sorte, du côté de la vieillesse. Comme si le simple arrêt des règles, en l'espace de quelques semaines, était capable de modifier totalement une femme. C'est donc à se demander si l'empâtement du corps ne serait pas volontaire, inconsciemment bien sûr, comme une façon de s'adapter à ce nouveau statut. Cela reste une hypothèse, mais qui est consistante avec ma théorie selon laquelle le corps est un langage.

Je vais vous présenter un exemple caricatural qui date de l'époque où je dirigeais le service de nutrition d'une clinique spécialisée dans les addictions. Nous avions reçu

Hortense, une femme très obèse pour un amaigrissement absolument indispensable afin de lui permettre de retrouver un minimum de marche et d'activité physique. Elle n'avait que 40 ans, mais elle ne pouvait se déplacer qu'avec l'aide de deux béquilles, au risque de tomber à tout moment. De l'avis général (infirmerie, médecins, personnel de restauration), l'alimentation de cette femme était minimale. La nourriture, les quantités, tout était calibré et il était impossible de ne pas maigrir avec ce que nous entreprenions. Alors que se passait-il ?

Les patients hospitalisés pouvaient recevoir des visites et c'était le cas d'Hortense. Bien sûr, il y avait de la famille, mais il y avait une autre personne qui venait régulièrement, une fois par semaine. Toute la clinique bavait sur ce jeune homme à la beauté insolente. Il devait avoir entre 25 et 30 ans, un type slave, une silhouette de rêve, une taille de plus d'1 mètre 80. Il grimpait les escaliers de la clinique quatre à quatre, plutôt discrètement et rapidement, rendait visite à Hortense sans jamais parler à qui que ce soit de notre établissement. Comme mon bureau se situait quasiment à l'entrée de la clinique, j'avais pris l'habitude de le voir passer le jour dit. Bien sûr, tout le monde jasait. Était-ce un cousin, un ami, un journaliste ? Je brûlais de lui poser la question. Je réussis à le coincer un jour dans l'intention d'en savoir plus. « C'est une amie, me dit-il, et ça lui fait du bien de me voir. » Au même moment, il a déplacé le sac qu'il portait à épaule de mon côté pour le mettre sur l'autre épaule.

J'ai eu l'impression qu'il ne voulait pas que je puisse voir ce qu'il contenait.

Je visitais régulièrement chacun de mes patients et alors que j'étais dans la chambre de cette femme, je vis dépasser un bouchon de sous le matelas. Je m'interrogeais sur la qualité du ménage et attrapais le fameux bouchon pour le jeter. Au bout, se trouvait un tube de mayonnaise… Un tube de mayonnaise sous un matelas ! Je soulevais un peu le matelas et découvris un cimetière de tubes similaires. Ce fut un réel choc. Loin de rire, je demandais immédiatement une explication à ma patiente.

« J'en ai besoin, me dit-elle, je peux faire tous les régimes de la terre, mais je ne peux pas me passer de mayonnaise.

— Pourquoi ne l'avez-vous pas dit auparavant ?

— Mais parce que j'ai honte, je ne peux pas dire ça, j'ai envie de partir tout de suite de cette chambre.

— Non, calmez-vous, je suis là pour vous aider. Vous êtes dans une clinique d'addiction et même si on vous fait maigrir, on s'occupe du reste aussi. D'ailleurs, pardonnez ma curiosité, mais qui est le monsieur qui vient vous voir régulièrement ? C'est votre fournisseur en mayonnaise ?

— Oui, me répondit-elle, mais pas que !

— C'est-à-dire ?

— C'est mon petit ami, m'avoue-t-elle. C'est un « *fat lover* » (quelqu'un attiré uniquement par des personnes obèses). Il vient me voir une fois par semaine, c'est lui qui m'amène en cachette les tubes de mayonnaise que je lui demande. »

Le contraste entre cette femme qui n'arrive plus à marcher, qui pèse environ 140 kg pour 1,58 m, et le playboy fournisseur de mayonnaise est très marqué. Mais, après tout, si chacun y trouve son compte, il n'y a rien de mal là-dedans et, à l'exception de l'introduction dans la clinique d'une alimentation qui n'est pas fournie par nous, je n'ai rien à dire. Voilà des années maintenant qu'elle est probablement une des plus grosses consommatrices de mayonnaise en France, en moyenne, six à huit tubes par nuit (environ 2 500 à 2 800 calories). Quasiment dans un état de dédoublement de personnalité, elle absorbe la mayonnaise directement à partir du tube jusqu'à ressentir un sentiment – ce sont ses mots – de jouissance qui n'a pas de rapport direct avec la dissipation d'une faim ou un appétit féroce.

J'épargnerai au lecteur les longues conversations qu'Hortense eut avec notre équipe de psychologie. Mais le tube de mayonnaise était probablement l'élément fort d'une scène qu'elle avait vécue plus jeune. En tout cas, nous étions tous d'accord pour penser qu'il s'agissait plus d'un symbole et pas seulement de l'aliment. Pour la bonne compréhension de l'histoire, j'ajouterai juste, comme elle me l'a raconté, que sa mère recevait parfois à l'insu de son mari un amant plutôt brutal et à qui elle était totalement soumise. Hortense n'a jamais révélé ce secret à son père, de crainte d'un divorce ou d'une réaction imprévue de la part d'un de ses parents.

C'est une des histoires les plus incroyables que nous avons vécues dans cette clinique. Je rends d'ailleurs hommage aux techniques d'hypnose qui nous ont rendu service en tout cas ici. Un soir où son père était en déplacement à l'étranger, elle s'est levée pour aller chercher une bouteille d'eau à la cuisine. Mais arrivée sur le pas de la porte, elle s'est bien gardée d'aller plus loin car elle a vu sa mère avec son amant dans une position qui ne laissait pas de doute. Effondrée, elle est quand même restée regarder comme fascinée, ou plutôt sidérée. Une fois les ébats finis, elle a vu l'homme en question tremper ses doigts dans un pot de mayonnaise et les porter à la bouche de sa mère. Le traumatisme était né d'une situation mêlant sexualité, infidélité, transgression et… mayonnaise.

Chaque membre de l'équipe soignante y est allé de son interprétation. Je ne sais pas si l'une ou l'autre a été plus convaincante. Pour ma part, j'estimais que la prise de poids n'était que la conséquence d'une consommation fétichiste alimentaire. En mangeant cette mayonnaise qui lui était fournie par un homme aussi séduisant que devait l'être probablement l'amant de sa mère, elle revivait une scène obnubilante. Il y avait le mélange à la fois d'un probable désir coupable qu'elle avait ressenti et refoulé et le rejet d'une situation où la mayonnaise était un élément parfaitement transgressant. Elle revivait cette scène de façon inconsciente en même temps que la culpabilité ressentie à recevoir en cachette, elle aussi, mais dans la clinique, lieu de soins (comme c'est bizarre), un amant qui transgresse en lui apportant des aliments qu'elle n'a pas le droit de stocker dans sa chambre. Nous avons vécu une histoire complètement freudienne. Le simple fait d'avoir mis en lumière la scène traumatisante a permis à Hortense de se débarrasser de ce tic (ou toc). Elle a désormais en horreur la mayonnaise et nous avons pu entreprendre une vraie démarche d'amaigrissement. Pour la petite histoire, elle n'a pas arrêté de voir son amant avant longtemps. C'est d'ailleurs lui qui l'a quittée car, m'a-t-elle expliqué, sans son obésité elle ne l'intéressait plus. Mon métier est fait de ces histoires incroyables lorsqu'on a la chance de pouvoir communiquer avec les autres. Cette femme occupe désormais un poste très important dans notre pays. Elle a coupé les ponts avec toutes les personnes qui ont connu cette histoire probablement, et je le comprends, parce qu'elle veut tout effacer.

Décryptage

Un aliment porte en lui des symboles et peut symboliser des situations. Quand il est consommé de façon excessive et inattendue, il incarne souvent des traumatismes qui se sont produits en même temps que nous les mangions. En version positive, ce sont tous ces aliments associés aux événements festifs : le gâteau signifie l'anniversaire, la crêpe marque la Chandeleur, la bûche est l'emblème de Noël, la viande incarne (ou incarnait) la force, les fruits et légumes représentent la santé… On résume souvent à « trop manger » les gens qui ont des problèmes sans s'intéresser parfois à la nature spécifique de certains aliments ou à la façon dont ils sont consommés. Pourtant se cachent peut-être derrière des situations, des interprétations, des images du passé que, parfois, on a la chance de découvrir. Encore une fois, il faut en parler, sans pour autant ne parler que de ça, mais pour le garder présent à l'esprit.

Bilan

Au terme de tous ces exemples, il est temps pour le lecteur de faire un bilan pour essayer de voir si, parmi toutes les situations décrites plus haut, certaines peuvent s'appliquer à lui. Bien sûr, avant de s'interroger sur les possibles fondements psychologiques de la prise de poids, il faut au préalable éliminer toutes les causes n'ayant aucun caractère psychologique.

Voici quelques questions à se poser avant d'aller plus loin.

« Avez-vous un ou deux parents en situation de surpoids ou d'obésité ? »

Il existe incontestablement des gènes qui favorisent le surpoids et l'obésité. Lorsqu'un des deux parents est victime d'un excès de poids, statistiquement le risque de surpoids chez ses enfants approche les 50 %. Si cela concerne les deux parents, le risque atteint les 70 %. Cela peut réellement dépendre de la transmission des gènes, mais aussi d'un comportement alimentaire spécifique de la famille. C'est pour cela qu'il faut poser la deuxième question :

« Est-ce que les habitudes alimentaires dans votre famille étaient de mauvaise qualité ? »

« Prenez-vous un ou plusieurs traitements et, si oui, avez-vous vérifié leur impact sur le poids ? »

Ce n'est pas une grande découverte mais, bien entendu, on s'est rendu compte que certains médicaments favorisent la prise de poids. Les raisons sont multiples : augmentation de l'appétit, diminution de l'activité physique, rétention d'eau et de sel, renforcement de la capacité à synthétiser de la graisse…

« Avez-vous ou avez-vous eu des maladies traditionnellement responsables de prise de poids ? »

On accuse fréquemment la thyroïde d'être à l'origine des problèmes de poids. C'est en partie exact mais pas systématique. Par contre, de nombreuses autres maladies peuvent causer des prises de poids. Toutes celles en relation avec les systèmes hormonaux bien sûr, mais aussi des maladies plus étonnantes comme l'insuffisance rénale, les inflammations de l'intestin ou de l'estomac, les maladies immunitaires… La maladie elle-même et parfois les médicaments qu'on est obligé de prendre peuvent générer un trouble.

« Êtes-vous obligé de respecter un budget très strict pour l'alimentation ? »

Il existe une relation très forte entre le pouvoir d'achat et le poids. Plus le budget est serré plus le choix alimentaire est restreint, s'orientant surtout vers des aliments à forte densité calorique. Ainsi beaucoup d'étudiants ont pris du poids pendant la période du Covid en raison d'une diminution de leurs ressources (certains petits boulots avaient complètement disparu). Ils se sont tournés vers des aliments moins chers, beaucoup plus caloriques mais aussi vers les fast-foods. On retrouve cette situation chez des retraités qui voient leur pouvoir d'achat amputé. Dans ces cas, la valeur de ce qu'on achète a beaucoup plus d'importance que la qualité des aliments. Se nourrir est une priorité, aux dépens parfois de la santé.

« Venez-vous d'une région où l'alimentation tient une part très importante et où il est important de manger beaucoup ? »

J'ai gardé en mémoire l'image d'une séquence que j'ai tournée à la télévision. J'étais allé chez des gens pour étudier leur alimentation et leur proposer des changements afin de les faire maigrir. Bien sûr, nous avons acheté les aliments qui convenaient. Au moment de cuire la viande que la maman s'apprêtait à servir à la famille, j'ai eu une surprise incroyable. Au lieu de se contenter de la poser sur une poêle avec un peu de matière grasse, elle coupa en deux un paquet de beurre qui devait peser au moins 500 g afin de le mettre dans la poêle. Au lieu de saisir le morceau de viande, on avait l'impression qu'elle le cuisait dans un bouillon de beurre. Devant mon étonnement, elle me répondit : « Mais on est dans le Nord, Docteur, notre culture c'est le beurre. » Plus tard, ses enfants cuisineront à peu près de la même façon, ne serait-ce que pour retrouver les goûts de leur enfance. S'il n'y a pas de mal à ajouter un peu de beurre, une demi-plaquette, c'est quand même presque 2 000 calories. La tradition alimentaire joue un rôle très important dans l'évolution du poids. Les habitudes ont changé et on ne peut pas vraiment reproduire ce que faisaient nos parents et nos grands-parents sans voir des effets sur notre poids. La plupart du temps, nos emplois sont moins pénibles, nous sommes un peu plus sédentaires, les aliments ne sont plus exactement les mêmes. Il en est de même dans beaucoup d'autres régions : la charcuterie pour certains, les féculents pour d'autres, des matières grasses spécifiques… Notre tradition alimentaire peut conditionner notre poids.

« Avez-vous souvent changé de pays dans votre vie ? »

Pour les mêmes raisons que j'ai expliquées dans l'histoire du jeune homme syrien, quand on voyage beaucoup, on a du mal à retrouver les paramètres alimentaires auxquels on est habitués. Beaucoup de mes patients grossissent systématiquement aux États-Unis. Pour ma part je ne prends jamais de poids quand je m'y rends. L'attraction de la nourriture nouvelle, la méconnaissance de la façon de cuisiner des nouveaux pays, les nouveaux aliments qu'on peut y trouver sont autant de facteurs qui nous éloignent de nos anciens repères. Nous ne faisons alors que manger pour la découverte, pour l'attirance ou pour le goût. Ce n'est pas comme ça que nous procédons en temps normal. Nous avons des habitudes constituées au fur et à mesure des années, nous avons appris progressivement les caractéristiques nutritionnelles de chaque aliment. Bref, nous avons fabriqué un modèle qui se décale du jour au lendemain. C'est un facteur important de prise de poids qui n'a rien de psychologique car notre nature humaine nous pousse à manger aussi par plaisir et pas seulement par fonction, heureusement d'ailleurs.

C'est une fois que l'on aura éliminé une ou plusieurs de ces raisons, que l'on pourra procéder à un examen psychologique, en suivant par exemple l'interrogatoire au début de cet ouvrage (voir page 15). Bien sûr, il arrive que les choses soient imbriquées et l'on peut avoir l'une des raisons citées plus haut associée à un facteur psychologique responsable de la prise de poids. C'est pour cela que j'ai tenu à préciser ce facteur.

AGIR

Comprendre, découvrir, se connaître mieux sont certainement extrêmement importants, mais une fois ce travail effectué, y a-t-il des méthodes pour réussir enfin à régler son problème de poids ?

Pour commencer ce chapitre, j'ai choisi de retranscrire une interview de Guy Carlier[3]. Il témoigne en partie de tout ce que vous avez lu précédemment. Cela explique la nécessité d'effectuer un inventaire psychologique pour déterminer la raison pour laquelle nous ne mangeons plus pour nous nourrir mais pour des causes personnelles en relation avec notre psychisme. La complexité de la recherche, que vous pouvez réaliser vous-même (voir page 15), apparaît très nettement. Guy Carlier explique très bien la résistance qu'il manifeste au début, y compris en manipulant ses psychologues. Les premiers temps évidemment, il est difficile de tout révéler. On n'a pas envie de tout raconter, car on éprouve inconsciemment une peur du vide qui apparaîtra ensuite et que l'on redoute d'abandonner la routine que l'on a mise en place. Pourquoi se débarrasser d'une solution qui permet d'éviter de ressentir des peurs ou des angoisses ? Voilà pourquoi il est très difficile après un amaigrissement de maintenir son poids, quand la prise de poids avait une origine intellectuelle ou psychologique. Tant que les causes qui

3. https://www. youtube. com/watch?v=R-FEU_vhDrU&ab_channel=36. 9

ont nécessité la mise en place d'un poids en excès ne sont pas traitées, il est probable qu'on retournera à chaque fois au même système qui nous a permis de mieux nous porter. D'autre part, on retrouve dans l'interview les notions d'amour, de confiance, de perte, de peur, de retrouvailles avec une force psychique. Mais comme il l'explique parfaitement bien, il ne suffit pas simplement de savoir pour régler le problème.

« J'ai mis 9 mois à régler le problème, ce problème de la boulimie, dans cette clinique des addictions du docteur Lowenstein. J'ai essayé d'abord et j'ai compris d'où ça venait et en ai parlé. J'ai compris quels étaient les mécanismes et, une fois que vous savez ça, faut quand même se battre, c'est pas une révélation. Vous vous dites pas : "Tiens, ah ben oui, je vois d'où ça vient, ça y est, je n'ai plus de crise." Pas du tout, vous les avez toujours les crises, mais au moins, vous comprenez quel est le mécanisme en vous qui joue et qui fait que ça se passe comme ça.

Pourquoi 9 mois ? Parce qu'il y a ce travail-là qui est long, qui est un travail de psy. Et puis d'abord, au début, vous trichez avec les psys. Vous mentez même aux psys, c'est-à-dire que vous arrivez à les *driver*, vous savez à peu près ce qu'ils veulent entendre. Vous ne vous remettez pas en cause parce qu'il y a des défenses en vous qui disent : "Mais non ça te calme des peurs. Ne va pas livrer ça parce que, après, voilà, tu vas te retrouver tout nu face à tes peurs."

Parlons du corps. Le corps, vous vous retrouvez avec un corps qui pendant des années a été habitué à absorber des quantités massives de nourriture donc, physiquement, vous avez un estomac détendu. On imagine comme c'était mon cas que, par miracle, vous n'ayez pas de diabète, de cholestérol… Déjà il n'y a pas ces problèmes-là. Il n'y a donc qu'un problème, je dirais, chirurgical. Donc là, il faut réduire le volume de l'estomac d'abord, tout simplement parce que sinon vous avez un besoin physique d'être à satiété, c'est-à-dire qu'il en faut plus pour remplir tout. Donc on réduit l'estomac et on pratique ce qu'on appelle un « by-pass ». Là, vous perdez de façon assez spectaculaire. Pendant les 9 mois à la clinique, j'ai perdu 30 kg parce que c'était juste un travail, oui mais sur 250. Vous voyez ce que je veux dire. Les gens pensaient « aller en clinique 9 mois », mais non, c'était juste pour réapprendre à manger. Et après donc, une fois que votre estomac est réduit et une fois que vous n'assimilez pas toutes les graisses et tous les sucres, là vous maigrissez de façon spectaculaire. Seulement après, vous ressemblez à un shar-peï, c'est-à-dire que vous pendez de partout. Là arrive un autre problème, vous avez un corps qui s'amincit mais plein de plis, de ce qu'on appelle des tabliers, notamment le ventre, parce que la peau elle ne maigrit pas et les couches de graisse qui sont sous la peau, ces cellules-là ne partent pas, ne maigrissent pas comme ça. Parce que c'est un type de cellules graisseuses qui sont là pour toujours, elles sont contentes, elles sont bien installées sous la peau, bien vascularisées, très heureuses. Donc ça, il faut l'enlever par la chirurgie et là, donc, j'ai eu une prise en charge pour trois opérations, parce qu'il y avait tellement de surplus de peau qu'ils pouvaient pas faire en une fois. Ça a été le plus dur en fait.

Je n'ai pas fait de crise de boulimie depuis 10 ans et je sais que j'en ferai plus jamais. Mais c'est pas de la gloriole, c'est simplement parce que j'ai retrouvé cette confiance en moi, cette force. Et puis j'ai en plus maintenant un estomac rétréci, donc j'arrive à satiété très vite, c'est mécanique sur le plan physique je dirais. Et sur le plan moral, je me sens bien avec moi, je m'aime bien. Je me trouve un peu vieux, c'est-à-dire, comme je disais tout à l'heure, je suis passé du stade de "gros" au stade de "vieux" sans passer par une case "mec normal". Mais je suis un vieux heureux et qui n'a plus peur et qui s'aime pas mal, oui.

— Et le besoin de manger ? » demande la journaliste.

— Ah ben oui, mais avec les autres. Jamais, je n'éprouve maintenant le besoin de manger en cachette. »

Indulgence, patience et persévérance

J'utilise, quand je parle avec des patients ou sur les réseaux sociaux, ces trois mots que je répète régulièrement : indulgence, patience, persévérance.

La notion d'**indulgence**, j'y tiens parce que la perte de poids dans un contexte psychologique ne doit pas être vécue comme une douleur. Il ne faut pas ajouter une douleur à une douleur. Elle doit se produire au rythme de la guérison des traumatismes et des peurs et ne s'opère pas par un simple claquement de doigts. Alors oui, de temps en temps pendant une prescription alimentaire, on craque, on a l'impression que tout va s'arrêter et qu'on est un bon à rien. Du coup, alors que l'on recherche à retrouver l'estime de soi, par défaut d'indulgence, on la perd encore plus en ayant le sentiment de se trouver en échec. C'est pour cela que seul l'objectif compte et non pas le délai qui sera nécessaire pour l'atteindre. Prenez l'exemple d'un homme qui se casse la jambe, que l'on rééduque et qui pendant la rééducation retombe de nouveau. Faut-il tout arrêter ? C'est la même chose dans ce cadre particulier des régimes chez un sujet chez qui l'on trouve une origine psychologique. Voilà pourquoi il faut faire preuve d'indulgence envers soi-même et comprendre que c'est un travail de longue haleine.

La **patience** est nécessaire pour les mêmes raisons : cent fois sur le métier remettez un ouvrage. Guy Carlier a parlé des neuf mois pendant lesquels il a appris à manger, dans la période où il essayait de comprendre les mécanismes qui l'empêchaient de choisir lui-même sa nourriture en dehors de ses pulsions. Maigrir n'est pas seulement l'affaire d'une perte de poids, c'est aussi un retour au bien-être et au bonheur. Il faut donc se donner du temps et ne pas faire comme la plupart des gens qui, pour mieux se porter, veulent aller le plus vite possible. Je déclare d'ailleurs régulièrement en consultation pour provoquer certains patients que ce sont ceux qui veulent aller le plus vite qui, en général, ne maigrissent jamais. C'est facile de le comprendre au travers de ce témoignage. En allant vite, on crée une frustration, cette fois réellement alimentaire. Du coup, on ajoute un nouveau sentiment négatif qui s'additionne aux anciens. On augmente la douleur, le sentiment d'échec surtout si on n'y arrive pas, et donc notre bon vieux système qui nous sert à éponger tout ce qui nous fait du mal se remet en fonction à toute allure. Au lieu de maigrir, on continue à prendre du poids.

La **persévérance**, c'est ce qui doit permettre d'insister, jusqu'à trouver la solution. Cela consiste à accepter de passer du temps à rechercher. C'est pour cela qu'il est nécessaire de manifester de l'indulgence. À chaque fois que vous avez envie de baisser les bras, c'est la quête d'un retour à la case bien-être que vous recherchez. C'est vraiment pour vous faire du bien. Vous avez baissé les bras, tant pis ! Il suffira de reprendre jusqu'à vraiment aller au bout de l'intervention.

➔ La pesée

Quand on maigrit et que cela n'a aucun rapport avec la psychologie, on peut évidemment se peser tous les jours si on en a envie. Cependant, en discutant avec une des personnes de mon équipe, elle m'a demandé d'expliquer que la pesée était l'ennemi des régimes. C'est la suite logique de ce que je viens d'écrire. On demande de la patience et de la persévérance et on se contente de se peser au cours d'un régime pour en vérifier l'efficacité et, en quelque sorte, s'acharner à mesurer arithmétiquement les progrès comme si on se donnait une note. Du coup, quand on maigrit vite, on espère que cela va se poursuivre sur le même rythme, ce qui est rarement le cas. Si la balance ne suit pas la cadence, c'est la catastrophe. Si on ne maigrit pas suffisamment, on se décourage et on se prive encore plus, ce qui n'est pas bon. Si on reprend du poids d'un jour sur l'autre, on pense qu'on est en échec et, quelque temps plus tard, on va arrêter avec un goût amer et des regrets. Évidemment avant de recommencer... Donc la pesée s'adapte à la personnalité de chaque personne. Les compétiteurs en ont besoin au maximum deux à trois fois par semaine, les plus sensibles doivent se peser une fois par semaine pour éviter les à-coups émotionnels provoqués par le chiffre qui s'affiche. On connaît les résultats des régimes quand ils sont bien suivis. Il est donc inutile de vivre dans un suspense permanent du chiffre du jour.

Les approches non médicales

Pour trouver la solution, on peut se tourner vers une approche non médicale, bien entendu après avoir analysé les causes psychologiques de la prise de poids, et avoir adopté la devise : patience, persévérance et indulgence.

L'hypnose

L'hypnose désigne un état modifié de conscience proche du sommeil. Longtemps décriée, et même considérée dans des temps plus anciens comme du charlatanisme, elle est aujourd'hui entrée dans le domaine des médecines alternatives. Au XVIIIe siècle, elle attire l'attention d'un médecin, le Dr Mesmer. Celui-ci est convaincu qu'il existe un pouvoir de magnétisme animal. Selon lui, certaines personnes disposeraient d'un fluide permettant d'influencer d'autres personnes pour les guérir. La méthode, ancêtre de l'hypnose, est traitée de charlatanisme par l'Académie des sciences et la Société royale de médecine en 1784. Un médecin britannique James Braid élimine l'idée d'un fluide, mais pense que certains procédés (comme la parole et la suggestion) permettent de provoquer des modifications du cerveau. Ces modifications auraient des vertus curatives sur les patients qui en font l'expérience.

On pense aujourd'hui que l'hypnothérapie permettrait de soulager ou de résoudre certains troubles : douleur, addiction, phobie, dépression, digestion, sommeil… Dérivée du grec *hypnos* signifiant « sommeil », l'hypnose désigne à la fois un état modifié de conscience et les pratiques destinées à le créer. Cet état, proche du sommeil ou de la méditation, permettrait à l'individu de faire venir à la surface son inconscient tout en restant conscient. En 1955, la British Medical Society a reconnu l'usage de l'hypnose comme procédé médical. Lorsqu'un patient entre en état d'hypnose, son esprit fait abstraction de tout ce qui l'entoure. La personne devient alors hypersensible et hyper réactive sous l'influence de la parole de l'hypnotiseur. Elle peut prendre les choses avec du recul et élargir tous ses champs de pensée. Cela lui permettra de se confronter plus facilement à ses problèmes, de calmer des peurs, mais aussi de modifier des comportements, parce que la capacité sensorielle est augmentée. L'état d'hypnose pourra être comparé à l'état d'une personne tellement absorbée par ce qu'elle est en train de faire (lire, regarder un film) qu'elle n'entend plus ce qui se passe autour d'elle. Parfois, ce sont nos yeux qui nous plongent dans cet état de veille. C'est le même sentiment que l'on ressent quand on « rêve éveillé ». En provoquant un état de lâcher prise, on autorise des actions sur l'esprit, des réactions émotionnelles, un meilleur traitement de l'information. On met en sommeil les éléments de conscience qui nous empêchent de comprendre les éléments inconscients. Évidemment, tout le monde n'est pas réceptif à l'hypnose. C'est la raison pour laquelle j'évoque différentes méthodes douces. En 2015, l'Inserm a évalué l'efficacité de l'hypnose, en analysant toutes les études médicales disponibles sur le sujet. Son intérêt thérapeutique est confirmé pour :

- gérer le stress, l'anxiété, notamment le syndrome de stress post-traumatique chez l'adulte ;
- améliorer les colopathies fonctionnelles (probablement pour traiter la part psychologique) ;
- soigner certaines maladies sous influence psychosomatique comme des maladies de la peau (psoriasis, eczéma) ou encore l'asthme ;
- son action analgésique et pour réduire les doses de médicaments contre la douleur voire pour procéder à certaines interventions.

On a beaucoup parlé de l'hypnose pour le sevrage du tabac, faciliter un accouchement, diminuer les douleurs chez le dentiste, prévenir la dépression, diminuer les bouffées de chaleur ou même traiter les troubles bipolaires, mais tout cela n'a pas été démontré à ce jour.

Il est préférable de consulter une personne d'expérience. Depuis quelques années, on assiste au développement de l'hypnose sur Internet, *via* Skype ou des fichiers MP3. Il reste là aussi à prouver que cette technique soit aussi efficace qu'avec un vrai professionnel.

Pour arriver à un état d'hypnose, on peut utiliser plusieurs techniques :

- visuelles : demander au patient de visualiser des images apaisantes ou lui en montrer ;
- auditives : un son, le plus souvent la voix du thérapeute, fait office de fil conducteur ;
- tactiles : un contact physique est maintenu entre le patient et le thérapeute.

Tout dépend en réalité de la réceptivité du patient.

L'hypnose classique repose sur des suggestions directes du thérapeute. Pour en avoir été le témoin pendant que je travaillais à l'hôpital Bichat, il y a plus de 25 ans, je préfère l'hypnose ericksonienne moderne du nom de son fondateur Milton Erickson. La personne hypnotisée est dirigée vers un état de conscience modifié grâce à sa propre participation. On parle même d'autohypnose. Grâce à plusieurs techniques de communication, le thérapeute permet au patient de relier son conscient avec son inconscient dans le but d'opérer un changement. Le thérapeute avec son patient évoque des solutions sous forme de métaphores, d'activation de rêves ou de souvenirs, de suggestions indirectes pour régler son problème. Une fois réveillé, le patient choisira inconsciemment une des solutions proposées, celle qui lui aura semblé la meilleure pour lui. C'est de l'autosuggestion.

Comment ça se passe ? L'hypnothérapeute commence par installer son patient le plus confortablement possible, assis ou allongé. Il lui demande de fermer les yeux ou de fixer un point et de se concentrer sur sa voix pour le détendre. Il peut jouer sur la respiration et évoquer des images ou des pensées apaisantes. À ce stade le patient n'est que somnolent, en attendant le moment où il sera guidé par la voix. Il sera alors possible de lui suggérer de façon directe ou indirecte des sensations ou des images mentales pour le pousser à retrouver toutes les images inconscientes enfouies dans sa pensée. Il faut attendre la phase d'induction pour que le patient se laisse totalement guider par la voix du thérapeute. À cette étape, le praticien suggère des sensations ou des images mentales afin de mobiliser ses ressources.

La légende, colportée notamment par l'hypnose de spectacle, veut que l'hypnothérapeute ait une emprise sur son patient afin de lui faire faire ce qu'il veut. En réalité, le patient est toujours conscient de ce qui se passe et n'oublie pas ensuite la séance. La consultation se termine par un compte à rebours visant à faciliter le retour du patient à son état habituel. Une séance d'hypnothérapie dure de 30 à 60 minutes et coûte de 45 à 100 € selon les spécialistes et leur localisation. Si le praticien est un médecin, les séances sont remboursées en partie par la Sécurité sociale et complétées par la mutuelle comme pour une consultation classique.

Nous avons utilisé l'hypnose depuis longtemps. En 1980, à l'hôpital Bichat nous avions déjà un hypnothérapeute à qui nous adressions certains patients. À cette époque, nous n'avions pas de preuve scientifique mais nous pensions que la capacité de suggestion de l'hypnose pouvait peut-être aider à maîtriser les compulsions alimentaires. Plus récemment, un de mes amis dans une étude[4] a fait un début de démonstration.

« Pour conduire leur essai, les chercheurs ont recruté 82 personnes et les ont réparties en deux groupes par tirage au sort pour bénéficier soit d'un programme d'accompagnement diététique habituel sous forme de 8 séances collectives, soit pour participer, en plus de ce programme à des séances d'hypnose ericksonienne et d'apprentissage

4. "Hypnosis Reduces Food Impulsivity in Patients with Obesity and High Levels of Disinhibition: HYPNODIET Randomized Controlled Clinical Trial", Delestre, Lehéricey, Estellat, Diallo, Hansel, Giral, *The American Journal of Clinical Nutrition*, juin 2022, n° 115 (6), pages 1637-1645.

de l'autohypnose. Pour être inclus, les volontaires devaient présenter une forte impulsivité alimentaire, en particulier une désinhibition alimentaire élevée, évaluée en début d'étude à l'aide d'un questionnaire. À l'issue des 8 semaines de suivi, il a été remarqué que les patients ayant bénéficié de l'hypnose thérapeutique présentaient une baisse de leur impulsivité alimentaire traduite par la réduction de leur score de désinhibition comparativement aux sujets qui suivaient uniquement le programme diététique. À ce stade de l'étude, la différence de perte pondérale entre les deux groupes est encore faible, mais on remarque tout de même une tendance à la baisse chez les patients du groupe hypnose.

On peut aujourd'hui dire que dans l'arsenal thérapeutique pour traiter des compulsions alimentaires, on peut utiliser l'hypnose. »

L'hypnose a été également utilisée depuis longtemps en psychanalyse pour essayer de retrouver toutes les scènes douloureuses enfouies dans l'inconscient et qui ont pu générer un conflit psychologique. Comme il s'agit d'une des situations fréquentes dans les prises de poids à caractère psychique, on peut remonter au cours de l'état hypnotique à des événements anciens qui se révèlent grâce à un interrogatoire conduit avec habileté et sensibilité.

L'hypnose peut aussi constituer une forme d'influence. On peut espérer conditionner un individu pour stopper des comportements alimentaires déviants, comme on le pratique dans le cadre d'une tentative d'arrêt du tabac. Les résultats sont un peu plus incertains mais la réussite est beaucoup plus fréquente quand la demande du patient est très forte.

La composante anxieuse étant souvent très forte chez les personnes qui ont une contradiction entre leurs désirs de maigrir et leurs pulsions alimentaires, on peut se servir de l'hypnose (comme d'ailleurs de la méditation) pour essayer de rétablir un état de sérénité et d'apaisement.

Attention toutefois aux fausses promesses : on entend beaucoup parler de « ballon virtuel », comme si le simple état hypnotique permettrait de diminuer l'appétit ou les pulsions alimentaires. L'utilisation de ce mot « ballon » n'est que publicitaire. Utiliser l'hypnose pour comprendre, conditionner, révéler sera peut-être efficace chez certains, mais n'a pas le pouvoir de provoquer à tout coup une diminution de la prise alimentaire.

La méditation

La méditation est une méthode permettant d'atteindre une relaxation profonde. La méditation fonctionne comme un entraînement mental, elle réduit le stress et l'anxiété, et dissout les pensées négatives. Elle est utilisée dans de nombreuses méthodes de relaxation, telles que l'entraînement autogène, le yoga ou l'entraînement à la pleine conscience comme le MBSR (*mindfulness-based stress reduction*), et ne se confond pas avec l'état de méditation spirituelle.

La méditation permet de lutter contre les émotions négatives telles que l'état d'angoisse, les peurs et les soucis qui augmentent les contraintes psychiques. On peut l'utiliser pour lutter contre les pulsions alimentaires. Il existe des techniques pour arriver à cet état.

1. Choisissez un endroit calme et un moment qui vous convient. Veillez à ne pas être dérangé, ni par d'autres personnes, ni par des bruits environnants, ni par votre téléphone.
2. Portez des vêtements chauds et confortables. Le corps se refroidit rapidement lorsqu'il reste immobile. Pensez éventuellement, à une écharpe autour du cou et des chaussettes épaisses.
3. Trouvez une position agréable. Que vous soyez assis, debout, couché ou dans la position du lotus (la posture classique du yoga), vous devez être à l'aise. Un coussin, une serviette ou une chaise peuvent vous aider à rester stable et détendu.
4. Adoptez une posture droite : redressez votre colonne vertébrale, inclinez le menton légèrement vers la poitrine et relâchez vos épaules vers l'arrière. Posez vos mains sur vos genoux ou sur vos cuisses, sans crispation. Vous pouvez à présent respirer librement.
5. Commencez la méditation. Prenez conscience de votre respiration. Dans la méditation, la respiration sert à l'apaisement et à la détente. L'esprit, lui, vagabonde entre le passé et l'avenir. Si vous avez du mal à suivre votre respiration, concentrez votre attention sur une partie

de votre corps à la fois. Imaginez que vous relâchez la tension musculaire à cet endroit. Après le relâchement, ressentez consciemment cette partie du corps et percevez les sensations. Après ce voyage à travers toutes les régions du corps, étendez cette perception à l'ensemble du corps. Essayez de vous laisser aller et de ressentir les réactions qui apparaissent.

6. Laissez vos pensées vagabonder. Acceptez toutes les pensées qui vous viennent, mais ne vous y accrochez pas. Vous n'êtes qu'un observateur. Autrement dit, acceptez les pensées et laissez-les passer comme des nuages dans le ciel. Ou imaginez que vous êtes à la gare et que vos pensées sont un train qui passe.
7. Pour finir la méditation, revenez doucement. Ne bondissez pas tout de suite, prenez quelques minutes. Étirez-vous et prenez deux grandes inspirations. Ouvrez les yeux, levez-vous doucement, buvez une boisson tiède à votre goût non excitante et regardez par la fenêtre.

L'activité physique

Les bienfaits de l'activité physique et sportive pour le corps ne sont plus à démontrer. Mais bouger est également bon pour la santé mentale. Bouger présente également des bienfaits psychologiques, sociaux et cognitifs indéniables et majeurs. La santé mentale est essentielle puisqu'elle détermine le comportement, la perception, la façon de penser, de communiquer, de comprendre… Tout ce qui nous intéresse pour modifier les comportements alimentaires. Les impacts positifs de bouger ont des conséquences biologiques et chimiques, l'activité agissant sur les systèmes cérébral, nerveux et endocrinien (qui lui sont intimement liés), les hormones et les neurotransmetteurs – particulièrement les endorphines, la sérotonine et la dopamine, les grands alliés de la sensation de bien-être.

Lorsque les pensées se bousculent, bouger permet d'évacuer les tensions. Toute activité qui permet de bouger, qu'elle soit sportive ou non, apporte des bénéfices. La marche rapide ou lente, le vélo, le yoga, la zumba, la boxe, le jogging, le cardio, le rameur, le jardinage, la natation, les escaliers, la danse… et même jouer dehors ! Il faut aussi ajouter que plus le plaisir associé à l'activité est grand, meilleurs en seront les bienfaits sur le plan psychologique.

À la lecture de nombreux articles médicaux, on découvre le large éventail des vertus d'une activité physique. Cela :

- réduit les symptômes du stress et de l'anxiété ;
- augmenter la capacité à faire face plus adéquatement aux situations difficiles ;
- réduit les risques de dépression et peut même faire partie du traitement ;
- améliore l'humeur (le lien entre celle-ci et l'exercice est vraiment fort. Dans les cinq minutes qui suivent

un effort physique modéré, l'humeur est généralement améliorée) ;

- améliore la qualité du sommeil, notamment par des rythmes de sommeil plus sains ;
- augmente les capacités d'attention, de concentration et de mémorisation ;
- améliore la prise de décision ;
- optimise la gestion de la colère, de l'agressivité et de l'impulsivité ;
- favorise une meilleure image de soi et l'estime de soi, renforce la confiance en soi ;
- permet de se sentir plus fort ;
- diminue les sensations de fatigue ;
- aide à contrôler les dépendances et les pulsions ;
- suscite un sentiment de mieux-être ;
- renforce une vision positive de la vie.

En résumé, c'est tout ce que l'on recherche pendant une période de perte de poids où l'on tente de lutter contre les habitudes pour éliminer tout ce que l'on ressent de négatif, bien caché au fond de nous. Il n'est pas nécessaire d'entrer en mode compétition. Tout est bon à condition que l'ensemble du système ostéoarticulaire et musculaire soit mis en fonction. Plusieurs sportifs comme Christophe Dominici ou Philippe Croizon ont réussi, par l'intermédiaire d'une activité physique intense, à lutter contre des traumatismes violents et à en guérir.

On recommande une activité physique d'intensité modérée de 30 minutes par jour, pas plus de quatre à cinq jours par semaine. Il existe une explication biologique : le sport augmenterait l'activité de neurotransmetteurs dans des zones cérébrales contrôlant les émotions et impliquées dans la survenue des maladies mentales. Lorsqu'on réalise une IRM, on observe une stimulation du cerveau après un exercice physique. De surcroît quand on fait du sport, on sécrète nécessairement de l'adrénaline ce qui nous entraîne au stress et nous aide à y faire face en toutes situations. Au travers de toutes les histoires que j'ai racontées dans ce livre, nous avons constaté que la prise de poids est souvent la résultante d'un traumatisme psychique. Si nous pensons d'emblée à un phénomène purement intellectuel, nous n'avons pas la garantie que celui-ci n'a pas un impact sur les neurones du cerveau. Voilà donc pourquoi l'idée de traiter par l'effort et le sport une situation de surpoids ou d'obésité ne vise pas simplement la réduction des calories par une augmentation de la dépense d'énergie mais pourrait aussi stimuler les cellules du cerveau. C'est une hypothèse très sérieuse à envisager.

➔ 30 minutes par jour

Selon une expertise collective de l'Inserm publiée en 2008, de nombreux travaux assurent que la pratique régulière d'une activité physique (30 minutes d'activité modérée, marche rapide, gymnastique) cinq jours par semaine ou 20 minutes d'exercice de forte intensité (course, natation...) trois fois par semaine augmente le niveau d'estime de soi. « Elle réduit l'anxiété de la population générale adulte, elle diminue le niveau de dépression de populations très diverses et devrait être proposée dans toute prise en charge de la dépression. »

La musique

La musique agit directement sur notre corps. L'écouter provoque des sensations agréables et nous stimule. Combien d'étudiants en route pour leurs examens (y compris ma propre fille) se sont motivés avec la célèbre musique du film *Rocky* ? La musique peut influencer la perception de l'effort et faire oublier l'état de fatigue. Selon une étude de la Southern Connecticut State University, réalisée auprès de 12 joueuses de basketball, celles qui écoutaient une musique rythmée pendant l'effort ont couru en moyenne cinq minutes de plus que les autres, à un niveau d'intensité de 85 à 90 % de leur fréquence cardiaque maximale.

Écouter de la musique libère de la dopamine dans le cerveau. En effet, lorsque nous écoutons une mélodie qui nous plaît, les circuits neuronaux qui entrent en jeu sont ceux qui interviennent dans les mécanismes de motivation et de récompense. Le système limbique est le siège des mécanismes d'action euphorisants, et donc des effets de dépendance aux drogues mais également au chocolat ou encore aux sports extrêmes.

Elle permet également d'améliorer le sommeil et la relaxation. Les effets apaisants d'une musique douce ont été observés à tous les âges de la vie : pensez aux berceuses qui apaisent les enfants dès leur naissance. On commence même à utiliser la musique dans les établissements pour personnes âgées pour diminuer le stress et stimuler l'activité cognitive. La musique a pour propriété d'agir sur les états émotionnels, elle peut diminuer l'état d'anxiété, le stress et améliorer l'humeur. Elle pourrait agir sur la mémoire et favoriser les processus qui aident à résoudre les difficultés rencontrées. La musique possède un pouvoir évocateur pour des souvenirs et des associations. Elle peut permettre de stimuler la pensée, les sentiments des images du passé.

Nous n'arrivons pour le moment pas à connaître les mécanismes d'action positifs qui pourraient être à l'œuvre dans le cadre du traitement des surpoids. Cependant, agir sur l'anxiété et favoriser l'apaisement sont des leviers que nous utilisons déjà tous sans qu'il soit besoin d'une démonstration scientifique. Évidemment la relaxation, la gestion du stress, la diminution des pensées anxieuses sont des éléments extrêmement favorables dans le cadre d'un traitement pour une perte de poids. Il est donc possible d'utiliser et de favoriser l'usage de la musique dans ces situations. L'action sur les circuits neuronaux du cerveau existe probablement comme le démontre ce qui va suivre, mais cela mérite encore de faire l'objet d'études poussées.

→ Les effets de la musique sur le cerveau

La musique classique, celle de Mozart en particulier, rend-elle plus intelligent et pourrait-elle combattre l'épilepsie ?

En 1993, Frances Rauscher, l'auteure principale d'une étude publiée dans la revue *Nature*[5], conduit une expérience sur des étudiants américains. Après leur avoir fait écouter une sonate de Mozart, ils devaient prédire l'apparence que prendrait une feuille de papier pliée et découpée d'une certaine façon. Les étudiants exposés à la sonate ont montré une plus grande réussite dans cette tâche que ceux à qui on avait fait écouter un enregistrement de relaxation, ou simplement le silence. Sur la base des critères utilisés par Frances Rauscher pour transposer la note des participants en un équivalent en termes de quotient intellectuel, on constate une augmentation de 8 à 9 points de QI. L'effet ne durait que de 10 à 15 minutes.

Cette étude n'a donc jamais prétendu que la musique de Mozart pouvait augmenter l'intelligence en général, mais que l'écoute de la sonate de Mozart entraînerait une augmentation temporaire du « raisonnement spatial », c'est-à-dire la capacité à manipuler mentalement des formes et à se repérer dans un espace. Cependant certains médias en ont conclu que la musique de Mozart améliorerait l'intelligence.

Dans les années qui ont suivi, d'autres chercheurs ont tenté sans succès de reproduire l'expérience mais n'ont

5. "Music and Spatial Task Performance", Rauscher, Shaw, Ky, *Nature*, octobre 1993, 365 (611).

pas pu détecter « l'effet Mozart ». En 2010, des scientifiques autrichiens ont conclu qu'il existe très peu de preuves pour appuyer l'effet Mozart.

En 1998, des chercheurs américains[6] ont observé que la musique de Mozart semblait diminuer la fréquence des crises d'épilepsie et des épisodes d'activités anormales du cerveau chez les patients épileptiques. Le mécanisme qui pourrait expliquer cet effet n'est pas encore connu. Les médicaments contre l'épilepsie étant inefficaces chez environ 30 % des personnes affectées, ces résultats sont très intéressants. En 2020, des chercheurs italiens[7] ont conclu que la musique de Mozart pouvait avoir des retombées positives pour les personnes épileptiques et que le sujet méritait des études plus poussées.

La musique de Mozart n'a aucun effet mesurable sur l'intelligence. Par contre, la démonstration d'une action pour certains patients épileptiques suggère la possibilité d'un usage dans le traitement des compulsions alimentaires d'origine psychologique. Mais il faudra attendre des données plus rigoureuses avant de l'envisager comme traitement. Cependant on pourra l'utiliser pour améliorer la sérénité de ceux qui tentent un régime dans un contexte chaotique.

---

6. "The « Mozart Effect » on Epileptiform Activity", Hugues, Daaboul, Fino, Shaw, *Clin Electroencéphalogramme*, juillet 1998, 29 (3), pages 109-19.
7. "Safe and Sound: Meta-analyzing the Mozart Effect on Epilepsy", Sesso, Sicca, *Clinical Neurophysiology*, juillet 2020, 131 (7), pages 1610-1620.

Changer son environnement

Dans le premier chapitre de ce livre (voir page 55) consacré à la psychologie, j'ai évoqué le pouvoir des associations entre les situations, le contexte, les images, les paroles, parfois les odeurs (de la nourriture en particulier). Chaque lieu dans lequel nous vivons peut être associé à un état émotionnel spécifique, notre aspect extérieur (y compris nos vêtements, accessoires ou encore coiffure), contribue à traduire notre état psychologique. Nous créons des associations entre les problèmes dont nous souffrons et l'environnement spécifique dans lequel nous nous trouvons dans ces moments difficiles.

Dans le cas de la perte de poids, nous cherchons à changer d'état d'esprit. Pour cela, on peut essayer de modifier des paramètres de nos vies pour déterminer dans quelle mesure cela influence nos pensées et notre façon générale de nous comporter. Modifier la disposition de nos meubles dans la maison, porter une attention particulière aux couleurs et aux odeurs qui nous entourent, changer nos routines sont autant de petites actions qui peuvent participer à une amélioration. Cela peut sembler anodin, mais se voir changé dans un miroir peut parfois gommer une image associée à des pensées négatives. Alors pourquoi ne pas changer de coiffure, de façon de s'habiller pour se mettre dans la peau d'une autre personne et accompagner le travail qui s'opère ?

Je le vois d'ailleurs souvent, quand certaines personnes ont réglé leurs difficultés psychologiques et réussissent enfin à maigrir, elles changent d'apparence. Je ne parle pas ici de chirurgie esthétique, il devient enfin possible de s'habiller autrement que pour se cacher, de porter beaucoup plus attention à son physique, de changer de lunettes, de coiffure… Un peu comme si cette nouvelle personne que l'on croisait dans le miroir était une autre avec des pensées différentes. Rien n'empêche donc de faire l'inverse : commencer par modifier son apparence pour susciter la perte de poids. Bien entendu, ce ne sera jamais suffisant pour tout changer, mais cela pourra constituer une forme d'accompagnement. Comme dans une bataille, où plus l'adversaire sera cerné, plus les chances de victoires seront grandes[8].

Les médicaments naturels et autres compléments alimentaires

Pilules, gélules, tisanes, infusions, huiles essentielles font le bonheur de ceux qui les fabriquent et les vendent. La tendance en faveur de l'automédication et des produits naturels est en constante progression, et on se jette sur tout ce qui promet de faire brûler les graisses, de couper l'appétit, d'améliorer le moral, de redonner le sommeil, de digérer mieux… La plupart de ces produits ne sont jamais testés selon un modèle réellement scientifique pour en vérifier l'efficacité. Peu importe, beaucoup considèrent

8. Pour plus de détails sur les effets du changement, voir mon livre *Et si on changeait tout* paru aux éditions First.

qu'ils fonctionnent en partie. En réalité, c'est le pouvoir du cerveau qui intervient selon le mécanisme de « l'influence qui guérit ».

Bien sûr, il faut rester mesuré et ne pas oublier les chapitres précédents. Notre capacité à influer sur notre bien-être avec un peu de travail intellectuel peut nous aider à guérir, en particulier des maux psychologiques. Voilà pourquoi on peut considérer ces compléments alimentaires comme une béquille sur laquelle on peut s'appuyer pour renforcer une volonté de produire des changements positifs. S'ils sont achetés dans des circuits sécurisés (en pharmacie et sur les sites de pharmacies en ligne qui sont aujourd'hui très contrôlés), il n'y a aucune raison de les contre-indiquer.

Lire et parler

Plus on se sent mal et moins on a envie de faire de choses. Alors, bien sûr, on réussit à accomplir l'ensemble des actes de la vie quotidienne, mais on a tendance à s'oublier soi-même. La lecture est un acte personnel qui se rapproche de la méditation. C'est un bon moyen de s'extraire du quotidien et de plonger dans des univers qui peuvent apporter de la joie, des émotions positives, des sensations. Les spécialistes du sommeil recommandent en général, en cas de difficulté d'endormissement, de lire quelques pages avant de se coucher pour mettre l'esprit au repos et laisser le corps retrouver son rythme naturel en annulant les *stimuli* générateurs de stress. C'est pourquoi on peut aussi se servir de la lecture pour modérer des émotions inconscientes et les endormir momentanément. Interrogez-vous : depuis combien de temps vous n'avez pas lu de livre ? Si cela fait longtemps, empressez-vous de vous en procurer un. Qui sait, vous pourriez vous retrouver dans les traits de caractère d'un personnage et cette évocation, pour peu que vous ayez l'esprit en éveil, vous aidera peut-être sur le chemin de la guérison à revenir à votre propre histoire. Mais guérir par soi-même n'est possible que si on garde en permanence à l'esprit l'objet de sa recherche. La fameuse persévérance que nous évoquions un peu plus haut dans ce chapitre.

Quand on se sent mal, on n'a pas envie de parler. On se renferme sur soi. La graisse peut d'ailleurs incarner cette coque protectrice dans ce genre de situation. Il est très important de pouvoir trouver des personnes à qui on peut parler. Ce n'est pas si facile, mais c'est essentiel : cela peut être une personne de son entourage, de sa famille, ou de ses amis. Peu importe que vos discussions ne rendent pas aussi précisément ce vous avez en tête, mais la parole est primordialc. Tout est bon ! Parler est une façon d'évacuer, de décompresser. C'est d'ailleurs pour cela que l'on parle beaucoup plus facilement chez un médecin. On s'est toujours moqué des conversations dans les salons de coiffure, et pourtant c'est une erreur. Parler induit une relation avec autrui, il ne s'agit pas de parler seul devant son miroir. C'est une forme d'interaction qui conduit à découvrir beaucoup de choses inattendues. Mon coiffeur me racontait récemment qu'il avait le sentiment d'être parfois un psychologue, tellement on lui confie de secrets. Les clients peuvent ainsi obtenir un soulagement. Peu importe la façon dont on se soigne, l'important reste de parvenir à un mieux-être.

Les approches médicales

Au-delà des méthodes que l'on peut mettre en place pour essayer de s'en sortir seul et que nous venons de détailler, il peut être nécessaire de se faire aider par des professionnels médicaux, comme les psychologues. Cependant, avant il me semble indispensable de revenir brièvement sur le sujet des régimes.

Les régimes, la chirurgie, les arnaques

Maigrir a toujours été un vœu collectif et il faut reconnaître qu'à ce jour, il n'y a toujours pas de méthode miracle qui garantisse le succès. Parce que, bien sûr, la prise de poids n'est pas seulement psychologique, elle dépend de beaucoup d'autres facteurs. On peut intervenir sur les aspects biologiques et psychologiques, mais il est quasiment impossible d'intervenir sur les aspects sociétaux et encore moins sur la génétique. La stimulation alimentaire par la publicité, l'achalandage démesuré des magasins, l'argent dont nous disposons pour nous nourrir sont des sujets sur lesquels nous ne pouvons pas agir individuellement.

De tout temps, on a laissé croire qu'il existait des méthodes magiques pour maigrir. Un jour il faut supprimer le sucre, un autre c'est la graisse qu'il faut bannir, le lendemain la mode est au « tout protéines », parfois tout dépend de l'heure des repas... Et parfois on revient au régime équilibré. Il y a quelques années un rapport pseudoscientifique a commis l'erreur habituelle en concluant que les régimes ne fonctionnaient pas. C'est une erreur parce qu'un régime seul ne fonctionne que si la prise de poids a été accidentelle. Vouloir considérer les régimes comme la solution exclusive à la perte de poids ne correspond pas à la réalité. Ce rapport s'est donc penché sur les résultats obtenus avec des régimes, sans jamais s'intéresser aux gens qui les suivaient ni aux conditions dans lesquelles ils les suivaient. Il suffit de lire tous les témoignages que j'ai reçus par courrier, par mail ou sur les réseaux sociaux pour le comprendre. La plupart du temps, les difficultés de vivre, les soucis du passé ont été à l'origine de la prise de poids et, bien évidemment, si le régime fonctionne momentanément, il ne règle pas le problème à long terme. Il aurait quand même mieux valu élaborer des protocoles pour expliquer la nécessité de procéder à un nettoyage psychologique quand on a l'impression d'être en échec permanent.

Si le travail est fait correctement du côté du psychisme, c'est-à-dire si on a à cœur comme le dit Guy Carlier de comprendre les raisons pour lesquelles on prend du poids, alors on peut suivre un régime. Ce n'est qu'après cela qu'on peut entreprendre quelque chose de raisonnable. Je ne sais pas qui a inventé cette expression merveilleuse « d'équilibre alimentaire » pour remplacer les régimes, mais je pense que c'est une blague. Si on ne diminue pas les apports caloriques de quelqu'un, qu'il mange équilibré ou non, il ne maigrira jamais. Je connais de nombreuses personnes qui mangent tout à fait correctement selon les critères nutritionnels du moment et qui ne réussissent pas à perdre le moindre gramme.

La prescription d'un régime obéit à des règles psychologiques. On doit respecter les habitudes alimentaires de la personne (chacun d'ailleurs peut concocter soi-même son régime avec quelques équivalences et des conseils pratiques, c'est ce que nous faisons sur *Savoir maigrir*). On doit absolument conserver le plaisir de manger qui est un des piliers de l'alimentation. On doit pousser à une éducation alimentaire qui va permettre non seulement de connaître les bons rapports nutritionnels mais également de savoir de quoi sont faits les nouveaux aliments. Tout ceci ne doit avoir aucun caractère anxiogène, sous peine soit de parasiter le travail psychologique, soit de réveiller des frustrations inutiles. Il est donc important d'accepter qu'il faille du temps pour maigrir, que cela ne se fait pas du jour au lendemain. J'utilise assez fréquemment une comparaison entre le temps qu'il a fallu pour prendre du poids et le désir insensé de le perdre à une cadence beaucoup plus rapide. Il faut donc fabriquer des régimes qui ressemblent **presque** à l'alimentation d'avant pour permettre de perdre du poids[9].

---

9. Pour plus de détails sur le sujet, voir *La Méthode Cohen* aux éditions First.

À force d'être en échec, les gens se tournent maintenant vers la chirurgie bariatrique[10]. Bien sûr, il faut remplir certaines conditions pour y avoir accès, mais on trouve désormais des opérateurs peu scrupuleux qui acceptent d'y avoir recours sans respecter les règles qui ont été mises en place. Ce désir acharné de maigrir pousse les gens à le voir comme un dernier recours, la solution des solutions en quelque sorte. Malheureusement, on se rend compte que si le problème de fond n'est pas réglé, on retourne une nouvelle fois à la case départ. Bien sûr, ça met un peu de temps, mais régulièrement on voit des personnes ayant perdu jusqu'à 50 kg en moins d'un an reprendre tout doucement leur poids. Pas complètement peut-être, mais suffisamment pour les rendre de nouveau malheureux. Curieusement, j'ai observé, juste après l'intervention, un changement complet et spontané d'alimentation. Cette même personne qui ne cessait de grignoter, de manger mal ou en trop grande quantité devenait extrêmement vertueuse comme par miracle. Sur le plan mental, des gens plutôt fragiles deviennent confiants, plus heureux. Quelques explications médicales concernant le microbiote ont été émises, mais elles ne sont pas concluantes pour le moment. Je retiens, comme je l'ai dit précédemment, la possibilité d'une réaction à l'envers. Satisfait de

10. Traitement qui s'adresse aux personnes en état avancé d'obésité. Intervention qui vise à réduire la taille de l'estomac (*sleeve*) pour augmenter la satiété du patient et parfois la compléter en sectionnant une partie de l'intestin pour diminuer l'absorption des aliments (*bypass*).

maigrir, croyant voir le bout du tunnel, le patient a beaucoup plus de facilité à se régler sur un modèle alimentaire idéal. Cela, en général, ne dure qu'un temps et il se fait vite rattraper par les mêmes démons du passé. C'est aussi une des raisons des reprises de poids.

Mais il ne faut pas être négatif à l'excès et, si on accepte de ne pas sauter d'étape et de se dire qu'il faut quand même trouver la véritable raison de la prise de poids, alors l'opération peut devenir un catalyseur. C'est pour cela qu'il m'arrive de faire appel à un chirurgien, quand l'importance de ne pas négliger le facteur psychique est comprise. Alors, comme dans le cas de mon ami Guy, on peut parvenir à des résultats extrêmement impressionnants et surtout pérennes.

Il n'y a pas aujourd'hui de médicaments susceptibles de faire maigrir. Si quelqu'un dit avoir obtenu un résultat, c'est la plupart du temps parce qu'il a agi comme un placebo. Mais l'arnaque pose un problème dans la mesure où elle contribue à augmenter le désarroi. Cette fameuse pilule censée faire maigrir et qui ne fonctionne pas sur nous nous laisse encore penser que nous sommes responsables et c'est la spirale de l'échec qui se relance. À chaque fois, la situation empire et la possibilité de mieux se porter s'éloigne encore. Voilà pourquoi il est important, dans certaines situations, d'avoir recours à un véritable travail psychologique, de préférence avec un professionnel.

Quand, en parallèle d'un régime non traumatisant, ce travail personnel d'apaisement, de limitation du stress, de retrouvailles avec la sérénité n'aboutit pas, il faut faire appel à un professionnel pour aller plus loin et creuser plus profond. Je ne crois pas à la psychonutrition, j'ai pourtant été le défenseur de ce modèle pendant quelques années mais j'en ai vu la limite. Je ne pense pas qu'il faille mélanger la mise en place d'un régime avec une thérapeutique à visée psychologique par le même thérapeute. Cela ne m'empêche absolument pas de discuter avec mes patients, d'évoquer des sujets parfois intimes. Cependant, je pense que la présence d'un autre thérapeute est beaucoup plus profitable. Au fond, je suis simplement un défricheur et je laisse le travail plus intense au spécialiste. En basculant de l'un à l'autre, la personne teste de nouvelles pensées, se sent beaucoup plus encadrée, rassurée. Elle reste donc beaucoup plus forte pendant cette période qui peut comporter parfois des passages difficiles.

Il faut faire un choix entre un psychiatre, un psychologue ou un psychothérapeute, mais la priorité reste de ressentir l'envie d'accomplir ce travail avec le professionnel que l'on a choisi. On n'achète pas seulement une compétence, mais aussi une relation. Dans la pratique, le psychiatre permet d'avoir recours à un médicament lorsqu'on considère que la situation le rend nécessaire. Pourquoi dire cela après tout ce que vous avez lu ? C'est parce que, parfois, un trouble psychologique peut prendre tellement de place qu'il empêche d'accéder à une connaissance plus profonde. Dans ce cas, il est préférable de tempérer le trouble avant d'entamer un dialogue psychologique. Pour prendre un exemple, quand un état dépressif est trop profond, il est illusoire de penser pouvoir accéder avec facilité à la pensée de notre sujet. Le médicament va donc servir à anesthésier, pendant quelque temps, l'état dépressif, mais il ne guérit rien. Car si on l'arrête sans poursuivre le travail sur la pensée, on revient au point de départ. Il faut se méfier de ce que j'appellerais « la substitution ».

Ce qui est dommage, c'est qu'on a souvent assimilé, de façon extrêmement simpliste, le recours à l'un de ces spécialistes avec la notion de folie. *Grosso modo*, si je vais voir un professionnel de la thérapie, c'est que je suis fou, et j'aurai très mauvaise réputation si cela devait se savoir. Les gens ont réellement peur. Parfois, il s'agit d'une peur de découvrir des choses qu'ils pressentent inconsciemment. D'autres fois, c'est parce qu'ils savent qu'au terme de ce traitement leur vie qu'ils estiment confortable (même si elle leur occasionne des troubles difficiles à supporter) risque de changer. Enfin, c'est la peur de donner une image négative de soi-même aux autres si l'on déclare que l'on consulte un psychiatre.

Psychiatre, psychanalyse, psychothérapie ou médicaments

C'est souvent la personne que vous consultez qui vous guide, en vous laissant choisir entre une psychothérapie et une psychanalyse. La psychothérapie et la psychanalyse permettront toutes deux d'accompagner pour traiter une souffrance psychique ou répondre à un questionnement. Elles diffèrent dans leur déroulement et dans leur objectif.

La psychothérapie

La psychothérapie est une démarche de réflexion et de questionnement sur un mal-être, un symptôme, donc un comportement face à la nourriture et des difficultés à vivre. Elle se déroule en face-à-face et les séances ont généralement lieu une fois par semaine ou tous les 15 jours. Trop espacées, les séances peuvent perdre en efficacité. À condition d'avoir identifié l'origine du mal-être, une psychothérapie permettra de travailler un point précis qui pose problème : elle peut, par exemple, servir à apaiser une situation douloureuse (deuil, séparation, etc.), ou à débloquer un point particulier et à y trouver des réponses ou des solutions. Il faudra, bien sûr, avoir préalablement commencé un travail personnel (voir page 15).

Plus généralement, la psychothérapie permet de retrouver un équilibre de vie. Avec l'aide de la personne choisie, vous visez le retour à l'état de bien-être connu avant un événement précis ou qui semblera suffisant pour pouvoir continuer l'existence en paix. La psychothérapie se termine lorsque le patient estime avoir trouvé les réponses qu'il cherchait et un apaisement aux souffrances qu'il éprouvait.

A contrario, quand on se sent perdu et que l'on ne comprend pas l'origine d'un trouble ou d'un comportement, cela signifie qu'il faut un questionnement plus profond sur le fonctionnement psychique et une importante remise en question. On entreprend alors une psychothérapie analytique, où l'on creuse pour mettre du sens sur ce que le patient vit. Cette forme de psychothérapie se rapproche de la psychanalyse, sans en être véritablement une. Mais ce désir de se questionner de manière plus poussée est souvent la voie vers l'entrée en analyse.

La psychanalyse

La psychanalyse est une forme de psychothérapie plus profonde. Elle considère la personne dans sa globalité et surtout avec son histoire. Son outil de travail est l'inconscient. La psychanalyse se différencie de la psychothérapie car on y exprime un désir de savoir. Savoir comment nous fonctionnons, comment notre histoire de vie nous a construits et comment vivre avec cela. C'est ce désir qui est le moteur de la cure analytique, et non le souhait d'aller mieux contrairement à la psychothérapie. La psychothérapie vise le bien-être à court et à long terme, la psychanalyse cherche en plus à comprendre, pour permettre de vivre sa vie sans la subir, d'accéder à une meilleure compréhension de soi. On peut ainsi s'affirmer, assumer ses choix, ses désirs, et s'accepter tel qu'on est. C'est la fin du refoulement, des images mal associées, des situations mal comprises ou mal interprétées.

Ici, les séances ont lieu au moins une fois par semaine, car si elles sont plus espacées, l'inconscient se met moins au travail et il est plus compliqué de garder le fil entre les séances (à 15 jours d'intervalle, par exemple, il est difficile de se souvenir de ses rêves ou de ce qu'on s'est dit la fois précédente, la vie quotidienne reprend le dessus).

Ensuite, le patient est généralement allongé sur un divan. De ce fait, il n'a plus à se soucier du regard de l'autre, et ne voit plus ses réactions pour poursuivre sa parole. Il pourra ainsi laisser libre cours à des associations libres, qui lui permettront d'opérer, progressivement, une transformation profonde de lui-même. C'est en parlant que le patient découvre et trouve une issue à ses conflits inconscients avec l'aide du psychanalyste, qui intervient sobrement pour l'aider à réfléchir et à penser ce qui lui arrive ou a pu lui arriver.

Pour illustrer ce propos, je retranscris la phrase de Gérard Haddad, entendue lors d'une de ses conférences : « La psychanalyse rend le service de vivre sa vie à soi. Ce que nous constatons est que l'essentiel de l'espèce humaine vit à côté d'elle-même. Bien des personnes ne vivent pas leur vie, ne vivent pas conformément au sillon de leur désir. »

CONCLUSION

J'ai utilisé toutes les histoires que j'ai entendues, que l'on m'a rapportées, pour essayer de dresser un inventaire de la plupart des situations où la confusion entre manger et penser peut provoquer un désordre alimentaire entraînant des conséquences sur le poids. Je ne dirai jamais que tout est psychologique mais, à l'évidence, une grande partie de notre façon de manger est conditionnée par notre psychisme.

Bien sûr, il existe des situations exclusivement physiologiques qui conduisent à la prise de poids, mais il ne faut jamais oublier d'aller creuser un peu dans toutes les douleurs que nous traînons. Il y a celles que nous sommes capables de gérer seuls, celles que nous avons envie de cacher, celles qui nous font du mal et dont on ne veut pas parler, celles qui nous font du mal et qui nous font honte. C'est finalement notre roman personnel de vie. Il faut être en harmonie avec lui si on ne veut pas en être victime. Il est possible de vivre heureux en étant gros à condition de ne pas mal le vivre.

C'est la société dont nous faisons partie qui détermine notre poids puisqu'elle nous fournit la nourriture que nous consommons. Sur le plan strictement physique, j'avais même soulevé, il y a quelques années, l'hypothèse que l'épidémie d'obésité à laquelle nous assistons puisse être une évolution anthropomorphique de notre espèce qui court après la consommation. L'avenir nous le dira.

J'espère de tout cœur que ce livre vous aidera à déchirer une partie du voile si vous souffrez d'un problème de poids. Chacun de nous a sa propre histoire, l'inscrit dans son cerveau à sa façon et la raconte comme il le souhaite. Le but n'est pas forcément de rechercher une vérité absolue, mais surtout de bien vivre le déroulement de cette narration.